CORAGEM, RESILIÊNCIA E ESPERANÇA
ASSISTÊNCIA PSICOLÓGICA HUMANITÁRIA INTEGRATIVA NA PANDEMIA COVID-19

Editora Appris Ltda.
1.ª Edição - Copyright© 2023 dos autores
Direitos de Edição Reservados à Editora Appris Ltda.

Nenhuma parte desta obra poderá ser utilizada indevidamente, sem estar de acordo com a Lei nº 9.610/98. Se incorreções forem encontradas, serão de exclusiva responsabilidade de seus organizadores. Foi realizado o Depósito Legal na Fundação Biblioteca Nacional, de acordo com as Leis nos 10.994, de 14/12/2004, e 12.192, de 14/01/2010.

Catalogação na Fonte
Elaborado por: Josefina A. S. Guedes
Bibliotecária CRB 9/870

C787c 2023	Coragem, resiliência e esperança : assistência psicológica humanitária integrativa na pandemia Covid-19 / Ana Maria Fonseca Zampieri (org.). – 1 ed. – Curitiba : Appris, 2023. 243 p. ; 23 cm. – (PSI). Inclui referências. ISBN 978-65-250-5366-0 1. Saúde mental. 2. COVID-19. 3. Psicologia – Assistência humanitária. I. Zampieri, Ana Maria Fonseca. II. Título. III. Série. CDD – 362.2

Livro de acordo com a normalização técnica da ABNT

Appris editora

Editora e Livraria Appris Ltda.
Av. Manoel Ribas, 2265 – Mercês
Curitiba/PR – CEP: 80810-002
Tel. (41) 3156 - 4731
www.editoraappris.com.br

Printed in Brazil
Impresso no Brasil

Ana Maria Fonseca Zampieri

(org.)

CORAGEM, RESILIÊNCIA E ESPERANÇA
ASSISTÊNCIA PSICOLÓGICA HUMANITÁRIA INTEGRATIVA NA PANDEMIA COVID-19

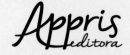

FICHA TÉCNICA

EDITORIAL	Augusto Coelho
	Sara C. de Andrade Coelho
COMITÊ EDITORIAL	Marli Caetano
	Andréa Barbosa Gouveia - UFPR
	Edmeire C. Pereira - UFPR
	Iraneide da Silva - UFC
	Jacques de Lima Ferreira - UP
SUPERVISOR DA PRODUÇÃO	Renata Cristina Lopes Miccelli
ASSESSORIA EDITORIAL	Miriam Gomes
REVISÃO	Stephanie Ferreira Lima
PRODUÇÃO EDITORIAL	Miriam Gomes
DIAGRAMAÇÃO	Andrezza Libel
CAPA	Daniela Baumguertner

COMITÊ CIENTÍFICO DA COLEÇÃO PSI

DIREÇÃO CIENTÍFICA	Junia de Vilhena
CONSULTORES	Ana Cleide Guedes Moreira (UFPA)
	Betty Fuks (Univ. Veiga de Almeida)
	Edson Luiz Andre de Souza (UFRGS)
	Henrique Figueiredo Carneiro (UFPE)
	Joana de Vilhena Novaes (UVA |LIPIS/PUC)
	Maria Helena Zamora (PUC-Rio)
	Nadja Pinheiro (UFPR)
	Paulo Endo (USP)
	Sergio Gouvea Franco (FAAP)
INTERNACIONAIS	Catherine Desprats - Péquignot (Université Denis-Diderot Paris 7)
	Eduardo Santos (Univ. Coimbra)
	Marta Gerez Ambertín (Universidad Católica de Santiago del Estero)
	Celine Masson (Université Denis Diderot-Paris 7)

Para todos os profissionais e companheiros rotarianos voluntários deste caminhar do Programa de Ajuda Humanitária Psicológica (PAHP) e da Assistência Psicológica Integrativa em Pandemia (APIP).

A semeadura de coragem e esperança nesta pandemia tem nos ajudado a colher forças resilientes!

AGRADECIMENTOS

Agradecemos às pessoas e às instituições que coconstruíram conosco, do Programa de Ajuda Humanitária (PAHP), tantos e inspiradores trabalhos.

À Academia Europeia de Alta Gestão de Humanidades, Aidi AXT, Alberto Boarini, Alfredo Barbetta *(in memoriam)*, Amaury Mielle, Ana Lúcia Cavalcanti, Ana Lúcia Gomes Castello, Ana Lúcia Horta, Andrea Altman, Andrea Chaudar, Andreia Castagna, Antonio Gomes da Rosa, Antonio Luís Tychonski Russo, Ana Paula Fonseca Zampieri, Ana Paula Meski, Associação Brasileira de Terapia Familiar, Associação de Saúde da Família (ASF), Beth Bahia, Bernardo Useche, Blenda Suenny Marcelette de Oliveira, Instituto Cacau Show, Bruna Tomazetti, Carolina Pareto, Carlos Eduardo de Freitas Coelho, Carmita Abdo, Casa da Cidadania de Petrópolis, Célia Maria Ferreira da Silva Teixeira, Christian Kranbeck, Cilene Nobrega, Cinthya Guimaraes, Claudete Milaré, Cristina Delage Resende, Cristina Maria Schmitt Miranda, Cristiane Zerfir, Cristiano Lagoas, Dalka Ferrari, Dagmar Sena, Darcy Garcia, Delphos do Rio de Janeiro, Denise Damiani, Denis Tavares, Dulce Fiedler, Dulce Regina Barbosa Loureiro Conte, Edgard Axt, Edgard Ebello, Eleusis Andrade, Eliane Alade Pádua, Elisa Kosaza, Fabrício Lemos Guimarães, Fernanda Machado Torres de Menezes, F & Z ADES Ltda de São Paulo, Fundação Universitária Região de Blumenau (FURB), Gilvane Bispo, Grace Sampaio Teles Rocha, Grupo Humanidades, Helenice Gama, IEP de Goiânia, Instituto Nacional de Pesquisas do Amazonas, Instituto Sidarta, Interpsi de Brasília, Izabel Emília Sanchez Abrahão, Jair Ribeiro, Janaina Lima, Jeanne Pilli, Joper Padrao, Jorge Fernando Borges de Moares, Jorgelina Pereira de Carvalho, José Thouffic Thomé, José Paulo da Fonseca, Julio Gabriolli, Juan Cruz, Juan Droguett, Karina Borges Medeiros, Katia Bastos Machado, Laura Cavalcanti, Leandro Dugaich, Leon Cohen Bello, Leonardo Longo, Lilian Rodrigues Tostes, Lorraine Dias, Lucas Frederico da Silva Santos, Luciana de Oliveira Ferreira, Luca Mantegazza, Lúcia Ferrara, Luciana Mantegazza, Lucilla da Silveira Leite Pimentel, Lucio de Oliveira Mello, Luis Augusto da Silva Santos, Luis Fernando Moreira, Luzia Muller, Manuel Fraga Neto, Maria Aparecida Piola, Maria Cecília Veluk Dias Baptista, Maria Clara Alves, Maria Elena Aduriz, Maria Eugênia Fernandes, Maria das Graças Passaretti, Maria do Carmo Mendes Rosa, Marcela Cavalcanti, Marcelo Amaral, Marcelo Madaraz, Marly Barufaldi, Marisa Barradas de Crasto,

Maria Lúcia Biem Neuber, Mariana Martins Juras, Mariano Pedroza, Marina Junqueira Zampieri, Marly Mairelles Breves Baruffaldi, Miguel Fonseca J. Neto, Narda Nery Tebet, Neide de Jesus Gameiro Eisele, Paulo Soares, Paulo Zampieri, Paulo Zampieri Jr, Priscilla Paz Esteves Ferreira Fonseca, Reinaldo Franco, Regina Aparecida Magnossão Manzano, Ricardo Teixeira, Ricardo Weiner, Rita Saraiva, Roberto Bittar, Rodrigo Rezende de Almeida Dueti, Rogério de Andrade, Rosangela Diniz e Padua, Rosângela Maria Moreno de Campos, Rosa Macedo, Rotary Club de São Paulo – Butantã, Roberta Coelho, Rotary Club de Petrópolis, Rubén Oswaldo Lescano, Parceiros da Educação, Sandra Betti, Sandra Simão de Carvalho, Secretaria de Educação de Petrópolis, Sérgio Luis Gargioni, Silvia Acosta, Solange D'air Affonso, Sónia Sacheto, Sueli Garcia Carpinelli, Suzana Barreto, Taciara Teixeira, Thiago Cezar da Fonseca, Universidade do Amazonas, Valdir Fiedler, Vanuzia Perez, Vera Lúcia Santiago e Zuel Tassi.

PREFÁCIO

Os autores do livro *Coragem, resiliência e esperança: assistência psicológica humanitária integrativa na pandemia Covid-19* abordam de maneira abrangente os diversos aspectos e achados no manejo da Covid-19 no nosso país, trazendo reflexões e contribuições a respeito de questões universais, como a nossa luta pela sobrevivência.

A presente publicação reporta de forma diversificada e multifacetada as experiências e os resultados na resposta à Covid-19 no Brasil. Com certeza, visa contribuir com o leitor na análise e reflexões de situações limítrofes geradas pela crise sanitária da Covid-19, que levou a humanidade a enfrentar situações de medo, desespero, sofrimentos, traumas e morte, acompanhados de sequelas físicas e emocionais sem precedentes.

O isolamento em todos os níveis: familiar, social e laboral comprometeu as relações interpessoais, impactou o processo de educação, de saúde, assim como as atividades econômicas e diplomáticas de inúmeras regiões geográficas e países. Muitos deles fecharam suas fronteiras. O mundo globalizado parou, atendo-se somente ao transporte de insumos e atividades essenciais. As ondas da Covid-19 acometeram milhares de pessoas, levando muitos países e regiões ao colapso do sistema de saúde, gerando mortes e mudando hábitos, costumes e comportamentos. Foi implementado, em escalas, o trabalho no domicílio e as entregas de alimentos e víveres pelos fornecedores. Todos esses aspectos geraram agravos psicológicos e emocionais na população.

Portanto, esta publicação contribui sobremaneira no entendimento e compreensão das formas e maneiras de manejar a Covid-19 e prepara os profissionais da área de saúde mental e profissionais da saúde, de maneira geral, para futuros enfrentamentos de novas epidemias e pandemias que, por certo, virão.

Dr.ª Maria Eugenia Fernandes de Lima
Médica infectologista. Superintendente da Associação Saúde da Família.
Instituição não governamental e filantrópica localizada na cidade de São Paulo.

LISTA DE ABREVIAÇÕES E SIGLAS

AASECT	American Association of Sex Educators, Counselors and Therapists
ABRAPAHP	Associação Brasileira de Programa de Ajuda Humanitária Psicológica
ABEPS	Associação Brasileira de Estudos e Prevenção do Suicídio
Acafe	Associação Catarinense das Fundações Educacionais
ALNS	Atos como Autolesão Não Suicida
AMB	Articulação de Mulheres do Brasil
APA	Associação de Psicologia Americana
APIP	Assistência Psicológica Integrativa em Pandemia
APICP	Assistência Psicológica Integrativa em Catástrofes e Pandemia
Atefam	Associação de Terapeutas de Famílias de Manaus
BSP	Brainspotting
Cfemea	Centro Feminista de Estudos e Assessoria
CPT	Comissão Pastoral da Terra
DSM-5	5.º Edição do Manual de Diagnóstico e Estatística dos Transtornos Mentais
EMDR	Eye Movement Dessensitization and Reprocessing
FURB	Fundação Universitária Regional de Blumenau
IFS	Terapia de Sistemas Familiares Internos
Incor	Instituto do Coração na cidade de São Paulo
OMS	Organização Mundial da Saúde
PAHP	Programa de Ajuda Humanitária Psicológica
PATS	Programa de Atendimento a Pacientes com Tentativa de Suicídio do Ambulatório de Psiquiatria
PDPIS	Política Distrital de Práticas Integrativas em Saúde

PubMed	Plataforma de busca da National Library of Medicine, baseada nos Estados Unidos, a qual reúne diversas publicações da área da saúde
REAC	Conversor Radioelétrico Assimétrico
TCC-FT	Terapia Cognitiva Comportamental Focada no Trauma
TCI	Terapia Comunitária Integrativa
TEPT	Transtorno de Estresse Pós Traumático
TRE	Técnica de Redução de Estresse

SUMÁRIO

INTRODUÇÃO 17

CAPÍTULO 1
POR QUÊ E PARA QUÊ ASSISTÊNCIA PSICOLÓGICA INTEGRATIVA NA PANDEMIA DE COVID-19? 23
Ana Maria Fonseca Zampieri, Andréia Castagno, Lúcia Ferrara, Maria do Carmo Mendes Rosa & Sueli Carpinelli

CAPÍTULO 2
EDGAR MORIN: PILAR FILOSÓFICO DA ASSISTÊNCIA PSICOLÓGICA INTEGRATIVA EM PANDEMIA (APIP) E DO PROGRAMA DE AJUDA HUMANITÁRIA PSICOLÓGICA (PAHP). 35
Lucilla da Silveira Leite Pimentel

CAPÍTULO 3
PRINCÍPIOS DE MEDICINA INTEGRATIVA. APLICAÇÕES EM PROGRAMAS DE ASSISTÊNCIA PSICOLÓGICA INTEGRATIVA NA PANDEMIA DE COVID-19. 43
Paulo Zampieri

CAPÍTULO 4
HUMANIZAÇÃO NA MEDICINA. 51
Amaury Mielle

CAPÍTULO 5
SAÚDE E ESPIRITUALIDADE EM TEMPOS DE PANDEMIA 57
Aparecida Maria Pacetta

CAPÍTULO 6
REFLEXÕES DE UMA JORNADA QUE EU NUNCA IMAGINEI 65
Leon Cohen Bello

CAPÍTULO 7
PANDEMIA DE COVID-19 E FORMAS DE ENFRENTAMENTO – LUTO ANTECIPATÓRIO. 73
José Paulo da Fonseca

CAPÍTULO 8
PERDAS E LUTO: REINVENTANDO A VIDA 81
Célia Maria Ferreira da Silva Teixeira

CAPÍTULO 9
TRAUMA PSICOLÓGICO EM TEMPO DE TERAPIA....................... 89
Maria Cecilia Veluk Dias Baptista

CAPÍTULO 10
TERAPIA EMDR E OS TRAUMAS EMOCIONAIS NA PANDEMIA DE COVID-19 99
Lilian C. M. Rodrigues Tostes

CAPÍTULO 11
PANDEMIAS, CASAIS E PRAZER SEXUAL 105
Bernardo Useche

CAPÍTULO 12
PROCESSO EMOCIONAL DO *COMING OUT* DE FAMÍLIAS LGBTQIAP+ NA PANDEMIA... 113
Ana Maria Fonseca Zampieri

CAPÍTULO 13
AUTOLESÃO: COMO IDENTIFICAR E TRATAR......................... 121
Izabel Emília Sanchez Abrahão

CAPÍTULO 14
A VIOLÊNCIA CONTRA A MULHER E SUAS REPERCUSSÕES NA SAÚDE EM TEMPOS DE PANDEMIA.. 129
Ana Lúcia Cavalcanti

CAPÍTULO 15
MASCULINIDADES E VIOLÊNCIA 135
Maria Eveline Cascardo Ramos

CAPÍTULO 16
SEGREDOS E VIOLÊNCIA NAS FAMÍLIAS, EXPERIÊNCIAS VINCULARES E CONJUGAIS NA PANDEMIA DE COVID-19 145
Maria Barradas de Castro

CAPÍTULO 17
A IMPORTÂNCIA DA ATIVIDADE FÍSICA NA SÍNDROME PÓS-COVID-19 – UM MOVIMENTO EM DIREÇÃO À SAÚDE...............153
Cristina Delage Resende

CAPÍTULO 18
A TÉCNICA DE REDUÇÃO DE ESTRESSE – TRE E O PROGRAMA DE AJUDA HUMANITÁRIA PSICOLÓGICA: ENCONTRO PROMISSOR PARA INTERVENÇÃO DURANTE E APÓS A PANDEMIA...............161
Fabrício Lemos Guimarães, Marcelo Amaral & Mariano Pedroza

CAPÍTULO 19
O IMPACTO DAS NARRATIVAS CONSCIENTES: FLORESCER NO MOMENTO PRESENTE..171
Claudete Milaré

CAPÍTULO 20
TRAJANDO LUTO, A HUMANIDADE CAMINHOU NA CORDA BAMBA. A VIVÊNCIA DA LINHA DO TEMPO DO EQUILÍBRIO EMOCIONAL TROUXE ESPERANÇA E AUTOCUIDADO................................177
Dulce Regina Barbosa Loureiro Conte, Fernanda Machado Torres de Menezes, Neide de Jesus Gameiro Eisele & Regina Aparecida Magnossão Manzano

CAPÍTULO 21
VOZES DE PETRÓPOLIS: "NÓS PODEMOS ACOLHER O DIFÍCIL E APRENDER A TRANSFORMÁ-LO!"...183
Gilvane Bispo, Lilian Torres & Rita Saraiva

CAPÍTULO 22
ATEFAM – UMA EXPERIÊNCIA DE GRUPO POR TRÁS DAS MÁSCARAS E ALÉM DA FINITUDE...187
Luiz Fernando Moreira, Lucia Ferrara, Sueli G Carpinelli & Solange Dair Affonso

CAPÍTULO 23
SOCIODRAMA CONSTRUTIVISTA DA PANDEMIA.....................191
Antonio Gomes da Rosa

CAPÍTULO 24
VOZES DA FURB E DO PAHP.......................................197
Christian Krambeck, Dulce Regina Quintilhan Fiedler, Reinaldo Franco & Leandro Dugaich

CAPÍTULO 25
PROGRAMAS DE AJUDA E ASSISTÊNCIA HUMANITÁRIA PSICOLÓGICA- (PAHP)- PESQUISAS SOBRE O ANTES E DEPOIS DAS CAPACITAÇÕES DOS PROFISSIONAIS DE SAÚDE MENTAL 203
Ana Maria Fonseca Zampieri

SOBRE OS AUTORES... 233

INTRODUÇÃO

Quem de nós, em algum momento da vida, não sentiu a necessidade de nos entregarmos temporariamente nos braços de alguém que nos console e nos revitalize com alguma segurança?

Nestes tempos de pandemia, ouvimos muitas vezes a palavra coragem. Do latim *coraticum*, ela significa a bravura que vem de um coração forte, pois sugere que a pessoa que tem coragem não se esconde, mas enfrenta os desafios e os medos com a ajuda de sua força interior.

A raiz de coragem é *coraticum (cor)*, que é a mesma de "coração", cujo sentido metafórico remete à localização da sede das nossas emoções, dos pensamentos, da vontade e da inteligência.

No pensamento romano, a coragem estava relacionada com o coração, porque se acreditava ser necessário um "coração forte", ânimo e força de vontade para superar o medo e enfrentar os problemas. A pessoa com coragem é vivaz, é como se seu coração batesse mais forte, tornando-a mentalmente mais forte. O sufixo latino *-aticum* foi substituído pelo sufixo português *-agem*, que indica a atuação de alguma coisa. Nesse caso, coragem significa literalmente a "ação do coração".

Resiliência comporta a ideia, presente na física, de um retorno ao que se era. A palavra vem do latim *resilio, resilire*. *Resilio*, de acordo com dois dicionários latim-português (FARIA, 1967; SARAIVA, 2000), seria derivada de *re* (partícula que indica retrocesso) e *salio* (saltar, pular), significando saltar para trás, voltar saltando.

O *Novo Dicionário Aurélio da Língua Portuguesa* (FERREIRA, 1986, p. 1493) traz: resiliência (o ingl. *resilience*) é a propriedade pela qual a energia armazenada em um corpo deformado é devolvida, quando cessa a tensão causadora de uma deformação elástica. Poderíamos pensar na coragem como "ação do coração" para recuperar a energia após um evento disruptivo?

O *Dicionário Eletrônico Houaiss* (2022, p. 1035) aponta que a palavra esperança significa "sentimento de quem vê como possível a realização daquilo que deseja; confiança em coisa boa, fé; em sentido figurado, aquilo ou aquele de que se espera algo, em que se deposita a expectativa, promessa". Ação do coração para acreditar em recuperar a energia perdida na pandemia? Dessa forma, juntamos aqui as palavras coragem, resiliência e esperança.

Como compreender a esperança humana frente aos sofrimentos vividos em razão da Covid-19?

Boris Cypulnik (2003) desenvolveu, nos anos 80, o conceito de resiliência em três dimensões: genética, social e psicológica. Ele rebatia o conceito de invulnerabilidade, discutindo o determinismo genético e o papel das interações parentais. De acordo com Tomkiewicz (2004), a resiliência possui características ligadas a não ser absoluta, mas variável em função de riscos, no tempo e de origens simultaneamente intrínsecas e epigenéticas. Para ser resiliente, não basta sobreviver, nem sobreviver de modo autônomo, é preciso converter-se em um ser moral e que consiga fazer o bem ao seu entorno humano.

É possível favorecer a resiliência? Se pudermos auxiliar as pessoas que enfrentam a pandemia do Covid-19 a fazerem reconstruções de sentido nas experiências individuais e coletivas que a pandemia trouxe, isso pode ser possível? A Assistência Psicológica e Integrativa nutre as pessoas afetadas pela pandemia e poderá ajudá-las em suas dignidades, sem que se sintam gravemente impotentes frente a tanta incerteza e eventos de alta disruptividade.

Para apaziguar a devastação da pandemia e participar da criação de um mundo humano habitável é importante a reparação criativa. Vaillant (2003) dizia que os fantasmas reparadores são o sal da vida interior e que precisamos confrontar os medos e as feridas sem esperanças em falsos pretextos. Da paralisia do pavor à liberação da criatividade, os nossos fantasmas reparadores, dos quais muitas vezes não temos consciência, podem agir na resiliência nestes tempos pandêmicos. Com coragem e esperança para a recuperação emocional na pandemia.

Promover Assistência Psicológica Integrativa em Pandemia (APIP) requer atenção à transdisciplinaridade e à religação de saberes. A meta é que a pessoa assistida possa desenvolver atitudes de autocuidados e gerenciamento de estresses, reforçar sua autoestima, redescobrir seus universos de pensamentos e emoções, sentir-se ouvida com atenção e empatia e recuperar e devolver o respeito por si própria e pelo outro.

O reconhecimento e desenvolvimento de atitudes e competências pela gestão de saúdes emocionais, de relacionamentos sociais e forças de sobrevivência, com sentimentos de apoio e sustentação afetiva e emocional é outra meta da APIP. Os profissionais de saúde da Assistência Psicológica Integrativa em Pandemia têm sido artesãos profissionais que tecem a resiliência nesta pandemia que a humanidade tem vivido, com coragem e esperança.

No Capítulo 1, "Por quê e para quê Assistência Psicológica Integrativa na Pandemia de Covid-19?", as autoras Ana Maria Fonseca Zampieri, Andreia Castagna e Maria do Carmo Mendes Rosa apresentam os objetivos e pilares teóricos e reflexivos sobre os Programas de Ajuda Humanitária Psicológica (PAHP), com a Assistência Psicológica Integrativa em Pandemia (APIP), efetuados durante os anos 2020, 2021 e 2022 na pandemia do Covid-19. Os públicos variam de professores de escolas públicas, a médicos e psicólogos da Linha de Frente, profissionais de saúde mental da área pública e familiares em luto.

A filósofa Lucilla Pimentel traz, no Capítulo 2, "Os pilares filosóficos da Assistência Psicológica Integrativa em Pandemia", a partir do filósofo Edgar Morin, sua proposta do pensamento complexo e visões da fraternidade e solidariedade no enfretamento da pandemia do coronavírus.

No Capítulo 3, "Princípios da Medicina Integrativa – Aplicação em Programas de Assistência Psicológica Integrativa na Pandemia do Covid-19", o psiquiatra Paulo Zampieri relata a evolução da medicina ocidental, pelos sinais e sintomas das doenças manifestantes que estuda. Apresenta a trajetória da Medicina Integrativa obtida no curso de pós-graduação do Hospital Albert Einstein, com base em pesquisas realizadas na Universidade Duke. Além disso, descreve a importância da parceria entre profissionais de saúde e pacientes, bem como aponta a relevância da interdisciplinaridade e da atitude proativa do paciente na gestão de sua saúde, inclusive em tempos de pandemia.

O professor Amaury Mielle, médico infectologista residente em Blumenau, Santa Catarina, no Capítulo 4, "Humanização na Medicina", escreve sobre a importância da humanização da ciência médica em suas questões éticas e nas evidências científicas. Ressalta a pandemia do coronavírus como palco de falácias de autoridades médicas nas desqualificações da comunidade científica, com a espetacularização da profissão e disparidades de condutas frente à vacinação. Chama a atenção para a substituição do médico, à beira do leito do paciente, pelo tempo no computador.

No Capítulo 5, "Saúde e espiritualidade em tempos de pandemia", a Prof.ª Dr.ª Aparecida Pacetta, apresentou seus estudos e práticas docentes correlacionando a ciência médica, a mente e a espiritualidade.

O psiquiatra argentino e doutor em Psicologia, Leon Cohen Bello, apresenta-nos, no Capítulo 6, "Reflexões de uma jornada que nunca imaginei", com embasamentos teóricos, reflexões e histórias da chamada confiança básica em tempos pandêmicos de múltiplas incertezas.

No Capítulo 7, "Pandemia pelo Covid-19 e formas de enfrentamento – Luto Antecipatório", o mestre em Psicologia Clínica, José Paulo da Fonseca, apresenta um caso clínico sobre o tema da terapia de luto antecipatório e transplante durante a pandemia do Covid-19.

A professora doutora Célia Maria Ferreira da Silva Teixeira, no Capítulo 8, discorre sobre o assunto do luto: "Perdas e luto – Reinventando a vida", oferecendo aspectos teóricos para suportes psicológicos de pessoas enlutadas, enfatizando os lutos ocorridos na pandemia.

"Trauma psicológico em tempos de terapia" é o Capítulo 9, elaborado por Maria Cecília Veluk Dias Baptista, mestre em Psicologia, com conceitos sobre os traumas relacionados à saúde psíquica em tempos de pandemia do coronavírus.

Ainda na temática dos traumas em tempos de pandemia, no Capítulo 10, "Terapia EMDR e os Traumas Emocionais na Pandemia de Covid-19", a psicoterapeuta carioca Lilian Rodrigues Tostes apresenta a terapia EMDR como importante tratamento nos impactos da saúde mental mundial.

No Capítulo 11, "Pandemias, Casais e Prazer Sexual", o professor e doutor Bernardo Useche traz importantes dados e reflexões sobre os impactos da sexualidade nestes tempos pandêmicos, especialmente nos casais heterossexuais.

Apresentamos, no Capítulo 12, um tema que ganha visibilidade em tempos de confinamento e quarentena da pandemia, ligado ao *"Processo Emocional do coming out de famílias LGBTQIAP+ na pandemia"*. Trazemos alertas para diversas situações de violência e riscos de ideações suicidas nestes tempos de Covid-19, nessas famílias.

A psicoterapeuta paulista Izabel Emília Sanchez Abrahão apresenta: *"Autolesão: Como identificar e tratar"*. Reforça os cuidados desses problemas ligados especialmente aos adolescentes, no Capítulo 13.

Em relação ao tema das violências maximizadas pela pandemia, a professora doutora Ana Lúcia Cavalcanti, no Capítulo 14, apresenta: *"A violência contra a mulher e suas repercussões em tempos de pandemia"*. Com grande experiência na área, alerta-nos, profissionais de saúde mental da APIP e do PAHP, a identificar, acolher e orientar pessoas que vivem sobre violências, e que podem levar indivíduos ao feminicídio.

De Brasília, recebemos a psicoterapeuta e mestre em Psicologia, Maria Eveline Cascardo Ramos, apresenta-nos, no Capítulo 15, *"Mascu-*

linidades e Violências", importantes trabalhos e conceitos teóricos sobre homens que praticam violência.

A mestre em saúde e psicoterapeuta de São Paulo, Marisa Barradas de Crasto traz, no Capítulo 16, importantes aportes e um caso clínico em *"Segredos e violências nas famílias, experiências vinculares e conjugais na pandemia Covid-19"*.

No Capítulo 17, *"A importância da atividade física na síndrome pós-Covid-19, um movimento em direção à saúde"*, a educadora física e pós-graduada em Saúde Integrativa, Cristiane Delage Resende, mineira que desenvolve seus trabalhos em São Paulo, colabora com suas pesquisas bibliográficas e propostas de práticas de exercícios físicos na era do confinamento e pós pandemia.

O professor doutor em Psicologia, Fabrício Guimarães, doutor Marcelo Amaral e doutor Mariano Pedroza apresentam, no Capítulo 18: *"A Técnica de Redução de Estresse TRE e Programa de Ajuda Humanitária Psicológica: encontro promissor para intervenção durante e após a pandemia"*, com novas e complementares ações para a Assistência Psicológica.

"O impacto das narrativas conscientes: florescer no momento presente" é o assunto do Capítulo 19, elaborado pela professora doutora de São Paulo, Claudete Milaré, que nos apresenta, descrevendo, a vivência do Lugar Seguro Emocional que aplicou e ensinou durante a Assistência Psicológica Integrativa em Pandemia. Grande conhecedora do *mindfulness* articula essa proposta de intervenção preparando as pessoas assistidas pela APIP, com a chamada prática dos três passos.

No Capítulo 20, *"Trajando luto, a humanidade caminhou na corda bamba. A vivência da Linha do Tempo do Equilíbrio Emocional trouxe esperança e autocuidado"*, as psicoterapeutas de São Paulo, Dulce Regina Conte, Regina Manzano, Fernanda Machado Torres de Menezes e a carioca Neide de Jesus descrevem a vivência da Linha do Tempo do Equilíbrio Emocional. Analisam essa vivência pelas narrativas de pessoas assistidas pela APIP durante a pandemia e as ressonâncias da equipe profissional.

"Vozes de Petrópolis: Nós podemos acolher o difícil e aprender a transformá-lo", é o Capítulo 21 das psicoterapeutas cariocas Gilvane Bispo, Lilian Torres e Rita Saraiva, que foram docentes do curso de aprimoramento, da parceria da Fundação Universitária Regional de Blumenau (FURB) com o Programa de Ajuda Humanitária Psicológica (PAHP) na Assistência Psicológica Integrativa em Pandemia (APIP). Relatam nesse capítulo as experiências desenvolvidas na Casa da Cidadania de Petrópolis e, com o

apoio do Rotary Club de Petrópolis e o Rotary Club de São Paulo Butantã, com mulheres costureiras que sofreram dupla catástrofe: a pandemia e as chuvas e deslizamentos de Petrópolis, em 2022.

No Capítulo 22, *"Atefam – Uma experiência de grupo por trás das máscaras e além da finitude"*, os autores psicoterapeutas cariocas, Luiz Fernando Moreira, Lucia Ferrara, e as paulistas psicoterapeutas Sueli Garcia Carpinelli e Solange Dair Affonso apresentam suas reflexões e análises com os atendimentos e capacitações que fizeram, em tempos de pandemia, em 2020, com terapeutas de famílias da Associação de Terapeutas de Famílias de Manaus (ATEFAM).

Como o *"Sociodrama Construtivista da Pandemia"* pode tratar as pessoas assistidas na APIP, é o assunto do Capítulo 23, apresentado pelo mestre em Psicologia de Blumenau, Antônio Gomes da Rosa.

No Capítulo 24, trazemos as vozes dos nossos grandes parceiros da Assistência Psicológica Integrativa e em Pandemias (APIP), da FURB, prof. Krambeck; do Rotary Club de Blumenau Norte e a esposa do governador Valdir Fiedler, Dulce Fiedler; o governador do Rotary Club de São Paulo Butantã, Reinaldo Franco e o presidente do Rotary Club São Paulo Butantã, coorganizador da APIP, doutor Leandro Dugaich.

Fizemos um síntese da Linha do Tempo de nosso Programa de Ajuda Humanitária Psicológica e uma pesquisa com os profissionais de saúde mental que capacitamos durante uma catástrofe natural em Petrópolis (2022) no Capítulo 25 e algumas considerações finais no Capítulo 26.

Estamos em tempos de estudos da Ecopsicologia, na busca da consciência das problemáticas psico-sócio-ecológicas, como oportunidade de saúde mental e regeneração planetária. Com a religação de vários saberes e suas atuações corajosas, resilientes e esperançosas, esperamos que este livro possa inspirar colegas da área de saúde mental na sistematização de várias possibilidades de Assistência Psicológica Integrativa em Pandemia.

Que os futuros profissionais e colegas possam se nutrir também deste momento histórico de altíssima aprendizagem, no sofrimento, resiliência e construção coletiva de esperanças para nossas saúdes mentais.

Prof.ª Dr.ª Ana Maria Fonseca Zampieri
Coordenadora do PAHP, Programa de Ajuda Humanitária Psicológica e da Assistência Psicológica Integrativa em Pandemia (APIP).
São Paulo, junho de 2023.

CAPÍTULO 1

POR QUÊ E PARA QUÊ ASSISTÊNCIA PSICOLÓGICA INTEGRATIVA NA PANDEMIA DE COVID-19?

Ana Maria Fonseca Zampieri
Andréia Castagno
Lúcia Ferrara
Maria do Carmo Mendes Rosa
Sueli Carpinelli

"[...] O que ela [a vida] quer da gente é coragem [...]"
(Guimarães Rosa, 2019)

A irrupção virulenta de um elemento real na vida humana e suas ilusões de onipotência mostram que não somos apenas, como demonstrou Lévi-Strauss (2019), pura natureza cultural. Sobreviver é viver sobre a marola com as palavras que nos remetem à renúncia que a luta pela vida nos impõe, já dizia Fernando Pessoa (2018). Construímos diques entre as vontades que precisam ser represadas. Na pandemia do Covid-19, muitos desejos foram aquietados por um desconhecido que começou a se espalhar com rapidez, com pessoas usando máscaras nas ruas, com caixões lacrados, exposição de covas abertas, de pessoas entubadas, ruas vazias e princípio de realidade das "certas" incertezas, ligadas ao medo de se contagiar e contagiar o outro, de perder o emprego, de ficar sozinho em um hospital e da morte.

Estivemos na pandemia, cuidadores e cuidados, na mesma dor causada pelo impacto da ignorância do homem sobre sua relação com a natureza, e a não consciência de sua natureza, em um cenário incerto, no qual a existência parece reduzida ao binômio imunização/contaminação. Inúmeros relatos reclamavam a impossibilidade de realização dos ritos de passagem fundamentais para a elaboração de um luto, em função das normativas de segurança preconizadas pela Organização Mundial da Saúde (OMS, 2020).

Adicionalmente, o fenômeno social do negacionismo, agudizado pelas teorias conspiratórias resultantes da politização da ciência e dos debates acerca do surto epidêmico, fizeram emergir algumas ausências de empatia e solidariedade. A Covid-19 chegou para nós, brasileiros, como aviso. Recebíamos notícias vindas da China e da Europa e tínhamos a nosso favor o benefício da dúvida, até que a OMS (2020) declarou o surto viral como uma pandemia. Fomos afetados, direta e indiretamente, sem exceção e as quarentenas pelo Covid-19 marcaram um momento histórico, de ameaça, medo, insegurança e a suspensão do cotidiano da vida.

O mundo vive interconectado e interdependente como uma rede inseparável de relações, afirmam Fritjof Capra e Stefano Mancuso (2019), e levam em conta as observações darwinianas de relação à complexidade das conexões ecológicas entre os seres vivos e suas consequências, quando essas relações sofrem interferências. Os dois cientistas propõem aos homens imitar a excepcional capacidade das plantas para criar redes e a capacidade vegetal de colaboração, pela qual cada árvore se conecta e interage com suas vizinhas. A ideia de competição entre os indivíduos como motor do progresso seria substituída pela de colaboração e de apoio mútuo, como as plantas.

Para usar a definição de Gregory Bateson, que Cosimo Schinaia (2020) cita e destaca, a estrutura de conexão nem sempre é óbvia. Muitas vezes, vivenciamos os problemas ambientais como desconectados uns dos outros ou os negamos violentamente. Pensamos, algumas vezes, que só se pode estudar o que é mensurável, excluindo áreas da subjetividade humana, como os nossos sentimentos em relação à natureza e às alterações climáticas e a nossa empatia e ligação com outras espécies (WEINTROBE, 2015).

Referindo-se à pandemia de Covid-19, Anna Ferruta (2020) destaca o prazer da responsabilidade pessoal, percebendo nossa condição e a de quem depende de nós como antídoto ao medo e à indiferença. O prazer e a capacidade de restabelecer o contato com a experiência emocional, de ter fé nos cuidadores, permite descobrir energias desconhecidas, usá-las para si e disponibilizá-las para os outros. Esse é um dos objetivos da Assistência Psicológica Integrativa (APIP), discutida neste livro.

Damos comumente às nossas ideias do desconhecido a cor das nossas noções do conhecido e, com alguns mal-entendidos com a realidade, construímos crenças e esperanças. Sofremos, às vezes, mais com a consciência de estar sofrendo, do que com o sofrimento do qual temos consciência. Empatia é um sentimento de ressonância emocional entre pessoas e a capacidade de sentir a angústia de outro ser humano é uma maneira de nos aproximarmos dele, um requisito fundamental em muitas profissões, como a nossa, voltada para a saúde mental.

A ecologia integral requer abertura para categorias que transcendem a linguagem das ciências exatas e da Biologia, que nos conectam com a essência do homem, e é preciso colocar a dimensão ética do problema no centro do debate internacional, relata Jorge Bergoglio (2015).

O *status nascendi*, em junho de 2020, da Assistência Psicológica Integrativa em Pandemia (APIP), dentro do atual Programa de Ajuda Humanitária Psicológica, o PAHP, que existe desde 2008, foi e é o desejo de assistir pessoas afetadas pela pandemia, adaptada à forma *on-line*: o vínculo possível que estabelece proximidades humanas, mesmo com o distanciamento físico.

Antropoceno19, termo cunhado em 1980 pelo biólogo Eugene Stoermer (NEPOMUCENO, 2015), indica a atual era geológica, na qual a presença do ser humano e suas atividades determinam as condições de vida por meio das modificações territoriais, estruturais e climáticas em escala planetária. Desde a Grécia Antiga, observamos uma constante e detalhada problematização do meio ambiente, com elementos que são percebidos como tendo efeitos positivos ou negativos sobre a saúde, entre o indivíduo e o que o cerca (FOUCAULT, 1984).

Quando somos confrontados com a emergência climática, podemos apresentar formas diferentes de rejeição, de acordo com Sally Weintrobe (2015). O negacionismo consiste na disseminação intencional de desinformação por interesses políticos, ideológicos ou comerciais. A negação envolve a afirmação de que algo "não é verdade", quando isso nos ajuda a nos defender da angústia e da perda. É uma forma de negação que constitui a primeira fase transitória do luto, na aceitação de uma realidade dolorosa e difícil de suportar. Negacionismo e negação são, portanto, distintos.

A dificuldade para entrar em contato com a própria angústia profunda pode nos levar a distanciar-nos de senso de responsabilidade e de consciência de nossa própria participação na criação do dano. Talvez, o inconsciente dessa operação psíquica seja criar uma distância emocional das coisas do mundo que maltratamos e pelas quais nos sentimos culpados, de acordo com Weintrobe (2015). Promover escutas ativas para pessoas afetadas pela pandemia é outro objetivo da Assistência Psicológica Integrativa em Pandemia (APIP).

Catástrofes naturais, guerras, tsunamis, avalanches e epidemia e a consequente angústia de destruição vivida, constituem, algumas vezes, cenários com "apagamento" de projetos existenciais, depressão, angústia da morte, medo do futuro, rompimento de relacionamentos afetivos significativos, luto e perdas irrecuperáveis, entre outros. Renee Lertzman (2015) chama de melancolia ambiental a condição em que ficamos paralisados, quando precisamos traduzir nossas preocupações em ação. O ressentimento vitimizador e o desconhecimento da corresponsabilidade individual e comunitária configuram-se como um esquema repetitivo, que permanece no campo da passividade psíquica, sem encontrar formas de elaborar e transformar o trauma.

A ideia de uma Terra que já foi intacta e não contaminada é um mito contemporâneo, representando uma natureza originalmente pura e, ao longo do tempo, estragada pelo progresso nefasto, colocado em ação por seres humanos. É preciso saber reconhecer nossos limites: de nossas capacidades transformadoras e da tolerância do planeta em relação a elas. Esses são temas presentes nas narrativas das pessoas assistidas pela Assistência Psicológica Integrativa em Pandemia (APIP).

Equidade é um conceito que remete às noções de justiça e igualdade social. A iniquidade em saúde é resultado da iniquidade social em geral e ser saudável vai além de não estar doente. A Assistência Psicológica Integrativa em Pandemia objetiva aprofundar o uso e o conhecimento das ferramentas científicas para a compreensão da capacidade de resposta do sistema em geral e em relação aos grupos mais vulneráveis economicamente, etários e de minorias étnicas e raciais. Disseminar esses recursos na comunidade de forma simples e direta, relacionando-os com os fatos concretos da vida cotidiana, é nossa meta, também.

O princípio da equidade na Ecobioética (ZAMPIERI, 2016) propõe tornar a vida melhor para todos. A ética é uma reflexão constante sobre como mudar costumes, crenças e hábitos, para não causar danos, sendo a iniquidade em saúde um dos marcadores de uma sociedade politicamente injusta. Vimos isso na distribuição de vacinas na pandemia, por exemplo, pois países desenvolvidos têm muitas e outros, até hoje, estão sem.

A crise ambiental é uma crise existencial traumatogênica que põe em causa a própria constituição do ser humano, é um outro pilar da APIP.

Todos temos feridas emocionais que trazem aprendizagens e são recursos para separações na vida. A terapia de traumas, chamada *Eye Movement Desensitization and Reprocessing* (EMDR), criada por Shapiro (2012), busca promover o reprocessamento das memórias ligadas a essas feridas "não cicatrizadas". Nas Assistências Psicológicas Integrativas em Pandemia (APIP) que temos desenvolvido nessas últimas duas décadas, há profissionais especializados em EMDR que atendem em três ou quatro sessões e individualmente pessoas que necessitam dessa abordagem clínica para enfrentar o processo do Covid-19 e do pós-Covid-19. Porém, nosso objetivo prioritário são os atendimentos grupais.

Na vida moderna, especialmente na urbana, criamos nosso lar, lugar para o qual voltamos do trabalho, da escola e de universidades, entre outros. Na pandemia do Covid-19, o lar foi o lugar onde todos os papéis foram desenvolvidos simultaneamente aos papéis parentais, suas conexões, reciprocidades e interdependências dentro dos vários impactos vividos (ZAMPIERI, 2020). Esse é um outro aspecto que está sendo assistido pela APIP, nesta pandemia.

Há uma espécie de lupa na pandemia, que dá maior visibilidade a realidades complexas, relacionadas a comportamentos, violências, tensões, medos, finitudes, vulnerabilidades, culturas de gênero, sexualidades e psicotraumas. Observamos comportamentos de risco ligados a exposições diversas às infecções. As consequências estarão relacionadas à saúde integral de cada pessoa, suas vulnerabilidades pessoais, ambiguidades emocionais, apoios sociais e políticos ligados à vacinação, a questões espirituais e à mitigação dos efeitos deletérios de saúde.

Na Assistência Psicológica Integrativa em Pandemia (APIP), oferecemos atendimentos por assistência psicológica, para pessoas *a priori* saudáveis, com foco no tema do evento disruptivo ocorrido, para grupos, famílias, casais e, em menor escala, individualmente. Equipes capacitadas de profissionais de saúde mental, treinadas em 80 horas, habitualmente realizam quatro sessões, semanais ou quinzenais, dependendo das necessidades e contatos com as pessoas assistidas. Trata-se de um trabalho voluntário, sem honorários, que pode durar de uma semana a meses, em forma de *workshops*, dependendo das necessidades.

Durante a pandemia de Covid-19, fizemos uma parceria com a FURB para oferecer aos profissionais de saúde mental pública do Brasil, o curso de aprimoramento em Assistência Psicológica Integrativa em Pandemia (APIP), com aulas semanais durante 7 meses, totalizando 81 horas. Tivemos duas turmas:

uma em 2021 e outra em 2022. O corpo docente desse curso em sua maioria autores desse livro, é totalmente voluntário, com pós-doutores, doutores, mestres e especialistas, ligados ao tema, nas áreas de Psicologia, Filosofia, Educação Física, Espiritualidade, Neurologia, Sexologia, Medicina Integrativa, Infectologia, Psiquiatria e Gestão de Equilíbrio Emocional, do Brasil, da Colômbia e da Argentina. Consideramos fundamental essa visão transdisciplinar.

Enfatizamos que a pandemia é um evento disruptivo com potencialidades traumatogênicas. Não podemos afirmar *a priori* quem ficará ou não traumatizado, pois isso dependerá da subjetividade e histórias de vulnerabilidades múltiplas de cada um. Temos o cuidado de não rotular as pessoas como vítimas, pois consideramos que isso poderá engessá-las, no sentido de menor conexão com seus recursos subjetivos e pessoais para buscarem reconhecer e desenvolver suas resiliências. Dessa forma, propomos que as pessoas sejam consideradas afetadas e/ou danificadas.

Mudanças de saúde e de paradigmas são fundamentais para falarmos de saúde em tempos de pandemia. Deixamos claras as facetas do cenário maior da pandemia, ligadas aos contatos com as incertezas, inseguranças, desorientações, desconfianças e incluindo inversões de valores e decisões pouco racionais.

Com o doutor Moty Benyakar (2005), aprendemos que, em situações de pandemias, os profissionais em saúde mental estão expostos a alguns paradoxos. Afetados pelo mesmo evento, cuidadores e cuidados correm perigos similares, por exemplo, de serem infectados pelo coronavírus, de lidar com imprevisibilidades contínuas, com a quebra de rotinas de nossas vidas, tais como a quarentena, o confinamento, hospitalizações, mortes e impactos econômicos, entre outros. Eventualmente, o número de profissionais de saúde mental poderá ser em menor quantidade do que a demanda de pessoas necessitadas de atendimentos. Este é outro objetivo da APIP: multiplicar uma forma sistematizada, junto a profissionais da saúde mental da área pública, para assistências psicológicas em pandemia e catástrofes.

Como será o pós-Covid-19 e quais ações precisarão ser desenvolvidas? Como prepararmos profissionais de saúde mental com sólida formação na temática, com competências de flexibilidades e espontaneidade criativa, com adaptações pragmáticas e integração de saberes? Desafios estimulantes para nós, que somos seres gregários e precisamos da transdisciplinaridade. Daí, desejarmos que nossa Assistência Psicológica seja integrativa, recebendo as diversas disciplinas da ciência atual, como se pode observar pelos temas abordados nos capítulos deste livro.

Outro propósito da Assistência Psicológica Integrativa em Pandemia (APIP), é a reflexão sobre nossas corresponsabilidades como profissionais de saúde mental, com os seres humanos afetados pela pandemia e por catástrofes simultâneas, respeitando a concepção de mundo de cada um, suas relações e significados com conceitos de vida e morte, entre tantos outros. A Psicologia Integrativa é uma proposta humanista e sistêmica, centrada na pessoa que leva em consideração a interrelação entre aspectos físicos, biológicos, mentais, emocionais e espirituais (ZAMPIERI, 2016).

Se a pandemia está relacionada ao desequilíbrio entre os diversos âmbitos da saúde, em conexão com o planeta e sendo sistêmica, necessita de intervenções também. Quando buscamos reequilíbrios por meio da mudança, podemos promover a resiliência. É importante lidar com a complexidade de nossas vivências com a pandemia e catástrofes, para buscarmos respostas adaptativas funcionais.

A proposta da Assistência Psicológica Integrativa em Pandemia (APIP)

A grande maioria das pessoas atendidas por nós, recebe assistência psicológica de 8 horas, que poderá ocorrer em quatro sessões semanais de 2 horas cada (em forma de *workshop*), sempre em pequenos grupos (de casais, de família ou outros), médios (até 20 pessoas) ou grandes de 25 a 50 pessoas. Excepcionalmente temos atendido de grupos profissionais de saúde mental com até 100 pessoas. Os grupos são orientados a participar voluntariamente e recebem a instrução de Assistência Psicológica Integrativa na Pandemia, como a prevenção em saúde mental, um treinamento de autogestão de estresses e para melhorias de seus equilíbrios emocionais.

Fazemos sessões em geral com as seguintes vivências: Sociodramas Construtivistas da Pandemia (ZAMPIERI, 2020), Sociodramas Construtivistas de Catástrofes (ZAMPIERI, 2018); Linha do Tempo do Equilíbrio Emocional (ECKMAN, 2014); Lugar Seguro Emocional (SHAPIRO, 2012); *Debriefing* Sistêmico (PERREN KLINGER, 2003), áudios com estimulação bilateral, para pensamento negativo e lugar seguro emocional (ZAMPIERI E ZAMPIERI JR., 2020).

Com os profissionais de saúde mental na área pública, nos cursos de aprimoramento em Assistência Psicológica Integrativa em Pandemia (APIP), em parcerias com a Fundação Universitária Regional de Blumenau (FURB), usamos a rotina de aplicar cada vivência nos grupos e subgrupos dos aprimorandos, depois apresentamos as teorias e técnicas de cada uma delas; aulas de treinamento dessas vivências e supervisões das aplicações da APIP, em suas cidades locais. O curso é encerrado com um Simpósio de APIP, em que são apresentados todos os trabalhos em campo dos aprimorandos.

Além desses projetos APIP ligados à FURB, temos desenvolvido diversos outros em vários locais em outras instituições brasileiras. Quando trabalhamos a Assistência Psicológica Integrativa na pandemia, observamos e analisamos as várias narrativas e significados subjetivos de como superar histórias difíceis do viver e do morrer e de que forma elas evoluem ao longo das intervenções das propostas.

Nos Programas de APIP, fazemos triagem de pessoas que necessitam de atendimentos individuais, com cerca de quatro sessões de *Eye Movement Desensitization and Reprocessing* (EMDR), cujo protocolo, nos eventos traumatogênicos, busca os alvos de desorganizações psíquicas nos planos social, cognitivo, emocional e corporal, por estimulações sensoriais bilaterais, que podem ser oculares, auditivas ou táteis. O terapeuta especialista em EMDR buscará a reconstrução psíquica, sem interpretar o que a pessoa atendida trouxer. Apenas profissionais credenciadas como especialistas em EMDR poderão aplicar esse protocolo (ZAMPIERI, 2016). A intervenção com EMDR permite que as pessoas afetadas por pandemia revisitem seus eventos traumatogênicos, dessensibilizem e reprocessem os disparadores emocionais e incorporem padrões adaptativos funcionais.

Nas Assistências Psicológicas Integrativas em Pandemia (APIP) para grupos, questionamos as pessoas afetadas sobre sinais de medo, ansiedades, sobressaltos frequentes, irritabilidade aumentada, agressividade, alterações de sono, de atenção de memória, da libido, *flashbacks*, perda de referências e problemas alimentares, entre outros. Tentamos comunicar que esses sinais e vivências são previsíveis em situações pós catástrofes e pandemias e que poderão indicar necessidade de buscar profissionais de saúde. Por isso, é importante estarmos legitimados pelas autoridades locais de saúde pública disponíveis para eventuais encaminhamentos, quando desenvolvemos Assistências Psicológicas em Pandemia (APIP).

As pessoas que assistimos psicologicamente com frequência trazem sensações de vazio, autodesvalia e desamparo (ZAMPIERI, 2016). Se a saúde psicológica também está nas crenças limitantes e negativas de autovalia, facilitar reprocessamentos que promovam respostas adaptativas podem, inclusive, influir no legado epigenético e de transgeracionalidade mais saudável para nossas gerações futuras. Assistências Psicológicas Integrativas em Pandemia (APIP) buscam possibilidades de gestão de autocuidados e autoconhecimento frente às adversidades da vida (ZAMPIERI, 2020).

Profissionais de saúde mental, como nós, poderemos ser coautores da cometabolização psíquica em situações traumatogênicas, mantendo atitude de copesquisadores com cada ser humano que assistimos psicologicamente e contextualizando os trabalhos com a cultura e subjetividade de cada um. Morin (2000) afirma que o sofrimento é o preço a pagar para viver, mas que pode tornar-se uma fonte de resiliência e respostas adaptativas positivas em contextos de alta adversidade.

Daniel, é o nome fictício de um universitário de São Paulo, com 30 anos que, durante a pandemia de Covid-19, em 2021, narrou em seus atendimentos pelo APIP:

> *Eu não obedeci à quarentena... Posso ter contaminado meu avô... Ele morreu! Eu não aguentei ficar preso tanto tempo dentro de casa e saía de madrugada para encontrar meus amigos... Sempre enfrentei as autoridades da família... Mas eu não queria que meu avô morresse... Sou culpado? Uns amigos babacas me chamavam de burro na escola e eu dava porrada... Fui irresponsável com minha família... Acho que não sei respeitar as pessoas...*

Observamos que as narrativas de Daniel podem identificar um processo de reflexão e de luto sobre comportamentos de risco durante a fase inicial da pandemia. Isso pode ser importante para o desenvolvimento de respostas mais compassivas frente a esse fenômeno, que vivemos todos juntos.

Outro personagem dessa Assistência Psicológica Integrativa em Pandemia (APIP), chamaremos de Joana, com 48 anos, enfermeira de linha de frente, que narrou em 2021: *"Ver pessoas morrendo sem respirar no pulmão verde do mundo... Ter parentes morrendo e atender pessoas no hospital... Aprendi que é justo cuidar de mim... Eu posso fazer o melhor possível e cuidar de mim..."*.

Esses depoimentos podem ser considerados respostas adaptativas dentro do contexto de altíssimo sofrimento na pandemia Covid-19.

Thich Nhat Hanh (2010) assinala que quem abandona o presente não pode viver a vida cotidiana com profundidade, já que nossas vidas só estão disponíveis no momento presente. Cuidar de si e cuidar dos outros não precisa ser excludente, como nos narrou Joana. "Podemos fazer de tudo, mas não tudo" (MCKEOWN, 2015, s/p).

Referências Bibliográficas

BATESON, Gregory. **Mente e Natureza** – A Unidade Necessária. Rio de Janeiro: Francisco Alves, 1986.

BENYAKAR, Moty. **Lo Traumático, Clinica y Paradoja** – Tomo I – El processo traumático. Buenos Aires: Biblos, 2005.

BERGOGLIO, Jorge; SKORKA, Abraham. **Sobre el cielo y la tierra.** Buenos Aires: Best Seller, 2010.

CAPRA, Fritjof; MANCUSO, Stefano. **Discorso sulle erbe.** Dalla botanica di Leonardo alle reti vegetali. Itália: Aboca, 2019.

EKMAN, Paul. **Cómo Detectar Mentiras.** Una guia para utilizer el trabajo, la política y la pareja. Ciudad de México: Paidós, 2014.

FERRUTA, Anna. **Fear of Lockdown Psychoanalysis, Pandemic Discontents and Climate Change:** Frenis Zero Press. 1. ed. Frenis Zero, 2020.

FOUCAULT, Michel. **História da Sexualidade:** O Cuidado de Si. Tradução de Maria Thereza da Costa Albuquerque e J. A. Guilhon Albuquerque. 12. ed. Rio de Janeiro: Edições Graal, 1984.

HANH, Thich Nhat. Oprah Talks to Thich Nhat Hanh. **O Magazine**, [s. l.], 2010. Disponível em: https://www.oprah.com/spirit/oprah-talks-to-thich-nhat-hanh. Acesso em: 8 mar. 2010.

LÉVI-STRAUSS, Claude. **Correspondências** – 19 1-1982. Paris: Seuil, 2019.

LERTZMAN, Renee. **Melancolia Ambiental:** Dimensões Psicanalíticas do Engajamento. 1. ed. Londres: Routledge, 2015.

MCKEOWN, Greg. **Essencialismo:** A disciplinada busca por menos. Tradução por Beatriz Medina. Rio de Janeiro: Sextante, 2015.

MORIN, Edgar. **É hora de mudarmos de via:** As lições do Coronavírus. São Paulo: Bertrand do Brasil, 2020.

NEUPOMUCENO, Tiago. **Educação Ambiental & Espiritualidade Laica.** Horizontes de um diálogo iniciático. 2015. Dissertação (Doutorado em Educação) – Universidade de São Paulo, São Paulo, 2015.

ORGANIZAÇÃO MUNDIAL DA SAÚDE. [s. l.], 2020. Disponível em: https://www.who.int/teams/Integrated-health-services/monitoring-health-services. Acesso em: maio 2020.

PERREN-KLINGER, G. **Debriefing Modelos y Aplicaciones.** De la História Traumática al Relato Integrado. Espanha: Instituto Psychotrauma, 2003.

PESSOA, Fernando. **Livro do desassossego.** Jandira: Ciranda Cultural, 2018.

ROSA, Guimarães. **Grande Sertão:** Veredas. São Paulo: Companhia das Letras, 2019.

SCHINAIA, Cosimo. **Inconsciente y emergencia ambiental:** Reflexiones para una agenda común entre psicoanálisis y ecología. Buenos Aires: Biebel, 2020.

SHAPIRO, Francine. **Eye movement desensitization and reprocessing:** Basic principles, protocols, and procedures. 2. ed. Nueva York: Guilford Press, 2012.

WEINTROBE, Sally. **Engaging with Climate Change.** Psychoanalytic and Interdisciplinary Perspectives. Oslo: Mellanrummet, 2015.

ZAMPIERI, Ana Maria Fonseca. **Aportes teóricos de lo disruptivo al EMDR con damnificados de catástrofes naturales en Brasil (2008 – 2011).** 2016. Tese (Doutorado em Psicologia) – Universidad del Salvador y de la Asociación Psicoanalítica Argentina, Buenos Aires, 2016.

ZAMPIERI, Ana Maria Fonseca. **Psicologia Integrativa.** Monografia (Pós-Graduação em Saúde Integrativa) – Instituto Albert Einstein, São Paulo, 2018.

ZAMPIERI, Ana Maria Fonseca; SANCHEZ, Jorge; BORDA, João Carlos. **O vírus da incerteza** – Você será melhor depois da pandemia. 1. ed. São Paulo: Matrix, 2020. v. 1, p. 11-146.

ZAMPIERI, Ana Maria Fonseca; ZAMPIERI Jr., P. **Áudios com musicalização bilateral (2020, 2021, 2022).** King Crab estúdios (não publicado).

CAPÍTULO 2

EDGAR MORIN: PILAR FILOSÓFICO DA ASSISTÊNCIA PSICOLÓGICA INTEGRATIVA EM PANDEMIA (APIP) E DO PROGRAMA DE AJUDA HUMANITÁRIA PSICOLÓGICA (PAHP)

Lucilla da Silveira Leite Pimentel

Trazer Edgar Morin para apresentá-lo como pilar filosófico da Assistência Psicológica Integrativa em Pandemia e do Programa de Ajuda Humanitária Psicológica torna-se um bom desafio, isso porque nos leva a assinalar em quais aspectos de seu pensamento podemos considerá-lo suporte teórico desses dois projetos coordenados pela Dr.ª Ana Maria Fonseca Zampieri. De pronto, é importante reconhecer o quanto as ideias de Morin são complexas, graças à sua indescritível capacidade de relacionar saberes, também à sua história pessoal e à cultura que possui, tornando-o um grande sábio do século XX e dessas décadas do século XXI.

Em seu livro *É hora de mudarmos de via: lições do coronavírus* (2020), como em várias entrevistas, desde o início da pandemia provocada pelo coronavírus — Covid-19, Morin assinala que precisamos aprender a viver e a conviver com as condições inesperadas das quais o ser humano não escapa. Ele tem conclamado a importância de ações humanitárias frente às crises que resultaram e ainda resultam da pandemia.

Crises de toda ordem assolam os países e não se trata de salientar apenas a sanitária, pois ela não ocorreu isoladamente. Mais de uma vez, Morin (2020) comprova enlaces entre a crise econômica, a política, a social, a ética, a existencial, entendendo ser, em síntese, uma crise humanitária.

Certamente, os que se encontram à margem da sociedade, aqueles em contínuos riscos de sobrevivência, os atingidos pelas catástrofes, naturais ou provocadas pela ação humana irresponsável são os mais afetados pelas crises citadas. Atento aos efeitos da pandemia e das crises mundiais, Morin apresenta lúcidas reflexões, considerando serem de ordem multidimensional, global, planetária, promotora de drásticas consequências.

Segundo ele (MORIN, 2020), foi preciso vivenciar a pandemia para que todos nós sentíssemos muito próxima a presença da dor e da morte, do medo, da angústia, da infelicidade, das contradições, mas, sobretudo, das incertezas e da ampliação das crises. Essa sua postura confirma que, apesar da idade avançada, permanece nele o homem conectado no seu tempo, trazendo para o debate os efeitos cognitivos, sociais, políticos, comportamentais e tudo o que, nos dias de hoje, diz respeito à humanidade.

Morin tem dito sobre a crença na ciência como um grande repertório de verdades absolutas, no entanto, boa parte do mundo contemporâneo já tem reconhecido que as incertezas acompanham o nosso dia a dia, ainda que haja um forte aparato tecnológico e avanços científicos (MORIN, 2015).

Desde o início de 2020, a pandemia se alastrou de tal forma que ainda se mantém atingindo todos os setores da vida humana. Essa situação nos trouxe distintas considerações desde científicas às sociais, inúmeras vezes, gerando controvérsias, resultando em alto grau de ansiedade, mal-estar generalizado, apreensões, crises não só geradoras, mas também agravantes de incertezas.

Para Morin (2015) as crises são a oportunidade de nos tornamos mais sensíveis: essa sensibilidade é necessária para que a humanidade possa assumir e transcender as contradições, pois elas introduzem dúvidas em nossa mente. Frente aos debates controversos, considera que atuam em benefício do progresso das ciências e do conhecimento, deixando em evidência a complexidade que nelas existe.

Seguindo seu pensamento, a situação de hoje, provocada pela propagação e os efeitos do coronavírus, surge como possibilidade de despertar ações humanitárias e o que Morin propõe como "reforma de vida". Certamente, a humanidade reconhece que a pandemia e o isolamento surgiram abruptamente, de modo imprevisível, por isso mesmo, é inevitável que o despontar de tantas crises tenha como característica principal a incerteza.

No entanto, é preciso confrontar as crises, visto que elas agravam as incertezas e favorecem os questionamentos (MORIN; VIVERET, 2013). A maioria dos questionamentos trazem especulações, dão margem a informações infundadas, alimentam dúvidas, insegurança, angústia, estresse, desordens, incômodos, o medo frente à morte e ao futuro desconhecido. Não há respostas prontas e definitivas, mas é preciso rever e resgatar o nosso humanismo: o que temos feito dele, como nós o assumimos, individual e coletivamente, como temos enfrentado a incapacidade humana de pensar e vencer as contradições que aparecem.

Edgar Morin é repetitivo no trato com as incertezas e ao sublinhar a urgente necessidade de nos prepararmos para o inesperado, pois tudo isso faz parte do cotidiano da vida, mas é preciso agir, diz ele (MORIN; VIVERET, 2013). Também em entrevista, para Jonathan Haidt (2020), Morin posicionou-se com firmeza a respeito do tanto que precisamos aprender a viver e a conviver em meio a imprevistos, incertezas e com as consequências das desordens que originam. Essa sua ideia é, sem dúvida, um alerta à humanidade, dada a impossibilidade de caminharmos sem a presença das incertezas.

Devido à pandemia, muito se falou e se tem falado a respeito de "ações humanitárias", mas não se ouve dizer o que elas realmente significam. Do que se compõem, como se efetivam, quais são seus componentes éticos. Humanitárias adjetivo dado à palavra ações não significa que basta que elas sejam solidárias; é preciso que se complementem na fraternidade, sejam interdependentes, religadas ao pensamento complexo e em valores (MORIN, 2011).

Em várias oportunidades, Morin traz a dimensão da solidariedade, como nesta obra *É hora de mudarmos de via* (2020). Ser solidário é uma grande meta a ser atingida no caminho para a renovação humana. Mas, para que seja alcançada, é preciso enfrentar muitas reformas que se tecem juntas, como a da política, a da economia e a da educação.

Ele também entende que são as distintas reformas que levam a uma "reforma de vida" que possa nos libertar da crise da humanidade, sobretudo quando esta se depara com injustiças sociais, reações cada vez mais agravantes, como a violência, a intolerância e a degradação ambiental.

Enquanto, por um lado, assistimos indivíduos, sociedades e governos voltados para si mesmos, fanatizados e estagnados no que supõem serem suas verdades absolutas, indiferentes à presença da barbárie, do consumismo alienante, do avanço do ódio e de vidas minguadas pela escassez de oportunidades ou pela miséria; por outro lado, incentivados para o confronto com as crises que se ampliaram com a pandemia, podemos encontrar indivíduos, pequenos grupos e comunidades promovendo a união, onde acontece a solidariedade, a ajuda mútua, contribuições efetivas a pessoas carentes, atuando com inventividade e capacidade auto-organizadora, redescobrindo outras formas de agir e de compartilhar em comunhão.

Isso significa que as crises nos provocam a enfrentar as incertezas como grande desafio da humanidade. Elas exigem o aparecimento da criatividade, de novas estratégias, novas ações e novas soluções dos problemas contemporâneos mais emergentes.

A descrição citada nos faz retomar o que conceitua e defende Morin sobre solidariedade e fraternidade. A solidariedade reporta-se ao ato comprometido, sólido, intenso e valioso. Pode-se dizer que é um sentimento de compaixão, de identificação ao sofrimento do outro e que se efetiva no encontro intencional, consciente, generoso e voluntário do ser humano que se coloca pronto à vinculação — um agir além do simples "ajudar", isto é, sensivelmente aberto a criar vínculos, cooperar com quem apresenta necessidades de apoio e de conforto ou mesmo de sobrevivência mais digna, qualquer que seja a sua condição.

Apresenta, assim, qualidades/valores, partindo de um autoexame, para que possa ter a percepção e o reconhecimento da complexidade da vida humana, uma compreensão de si mesmo e do outro a quem atende, o que Morin (2011) chama de autoética e que se resume em dois mandamentos: disciplinar o egocentrismo e desenvolver o altruísmo. Ele nos alerta de que é na ação solidária que se desenvolve o altruísmo que não se dissocia, mas se interconecta, funde-se na fraternidade pela coincidência com o afeto incondicional.

No que se refere à fraternidade, descreve queixa, qualidade ou sentimento daquele que, independentemente de apresentar laços familiares, tem respeito pela dignidade do outro e na igualdade de direitos, comporta-se e convive com o outro de modo irmanado e afetuoso.

Segundo Morin (2019), a base da fraternidade é a relação afetiva, afetuosa de pessoa a pessoa; não pode ser imposta por uma instância superior ou exterior, só pode originar de pessoas humanas. A fonte da fraternidade reside em nós. Ela nasce a partir de um novo compreender e acrescenta que os seres humanos precisam do florescimento do seu "eu", mas este não pode produzir-se plenamente a não ser no "nós". O "eu" sem o "nós" atrofia-se no egoísmo e sucumbe na solidão (MORIN, 2019, p. 13). Portanto, quando se fala em "ações humanitárias", consideram-se ações diferenciadas, porque expressam o conceito de ser humano, no qual se acredita e defende, abrem espaço para a comunhão para criar o "nós", além de sustentar a fusão, por ser simultaneamente fraterna e solidária.

As reflexões e o desejo que Morin acalenta estão voltados à humanidade, de modo que cada um de nós aprenda a viver em comunhão e, conscientemente, reconheça a própria humanidade como uma comunidade de destinos. Todos nós, sem exceção, pertencemos à Terra-Pátria; vivemos problemas comuns, que não são apenas os econômicos, mas também os de degradação da biosfera, os de enfermidades e os políticos, entre outros. É nos momentos de crise que precisamos encará-los como possibilidade de regeneração e evolução de SER humano, independentemente do local onde se vive e pensar quais são suas reais necessidades (MORIN, 2015, 2020).

Há anos, Morin já dizia que estamos em tempos de profunda cegueira ante o outro. No emaranhado das circunstâncias vividas no coletivo, perdem-se valores que nos fariam pessoas melhores, de consciência humanitária, pessoas mais atentas, sobretudo frente às famílias empobrecidas, em estado de degradação, que convivem conosco, no mesmo espaço, e são parte integrante da mesma Terra-Pátria!

Morin é otimista na elaboração de seu pensamento complexo, tecido pelos fios de seus diversos campos do saber. Aponta fragilidades, mas também assinala vias de superação. Portanto, vale a pena um olhar mais aguçado ante a atual situação na qual vivemos, que traz forte presença de imprevistos e incertezas, para que possamos perceber que há possibilidades de recuperar nossa própria humanidade que habita o planeta.

Mesmo que seja aos poucos, é preciso que queiramos nos aventurar nas reformas de vida, esta que traz a grande possibilidade da tomada de consciência do mundo em que nos encontramos e de que modo temos interagido nele. Também a consciência de que é preciso romper com o pensamento limitante e reducionista da realidade, romper com atitudes que ampliam divisões entre os grupos humanos, estas que promovem cisões e conflitos persistentes, onde o diferente não tem vez, voz nem espaço.

Morin almeja um caminho no qual seja possível a reorganização e o desenvolvimento do conhecimento, condições que contribuem para a reforma de vida. Além disso, amor, amizade, comunhão, solidariedade e fraternidade são o que fazem a qualidade e a poesia da vida (MORIN, 2011, 2015, 2020).

Ante o aqui exposto, podemos afirmar que os projetos Programa de Ajuda Humanitária Psicológica (PAHP) e o de Assistência Psicológica Integrativa em Pandemia (APIP) estão dando suas respostas. Seus membros acolhem todo aquele(a) que busca amparo e ajuda psicológica. Assumem com coragem e perseverança ações humanitárias, inspiradas no que delas entende Edgar Morin, associando o ser e o fazer solidário e fraterno para atender os desesperançados, seja pelos efeitos dolorosos promovidos pela pandemia ou de outra ordem, como as diversas catástrofes em solos brasileiros.

Suas atuações são fontes de ensinamento no atendimento ao próximo, com o desejo explícito de ajudá-lo a compreender e enfrentar sua condição de vida. Por isso mesmo, nesses projetos encontramos genuínos educadores na arte de viver, adotando o que diz Morin (2015) que aquilo que é necessário, ensinar e aprender, é exatamente isso: saber se distanciar, saber se objetivar, saber se aceitar, saber meditar e refletir.

Essas atuações trazem o comprometimento com a empatia, a afetividade e a humildade, visto que seus membros se colocam no lugar do outro para compreender suas necessidades genuínas, ao mesmo tempo tendo noção clara da presença de incertezas e imprevistos nesse ato de doação. No gesto de acolher o outro não há julgamento, mas aceitação como esse se apresenta, sem exigirem dele coisa alguma, pois sabem que é responsabilidade desse outro o desejo, a força de vontade de "mudar de via", de se empenhar em possíveis saídas, mais saudáveis, para seus próprios impasses e conflitos.

Encontramos nos membros do PAHP e APIP a entrega para um trabalho que tem a dedicação do voluntariado, movido pela ação de caráter sócio e antropoético, aliado à competência profissional de cada um(a), partindo do princípio de que a análise de uma situação não se limita na fragmentação, em um só dado de sua realidade, mas na complexidade que esta traz, atentos ao que Edgar Morin tem exaustivamente dito sobre a complexidade — originária do termo latino *complexus*: o que é tecido junto.

Eleger Edgar Morin pilar filosófico dos trabalhos que envolvem o PAHP e a APIP significa que neles se toma como referência básica seus conceitos filosóficos, antropológicos e éticos, aliados às teorias e às práticas da Psicologia e da Psiquiatria. Significa que neles se inspira e atende ao seu apelo: o de se responsabilizar e se comprometer com uma atitude ética, solidária e fraterna, provocando, em si mesmo e no outro, uma caminhada pessoal de resgate interior. E, quando promovemos uma jornada interior, há de se reconhecer toda forma de limitações, as incertezas e os imprevistos que nos cercam, mas mantendo-se em busca da arte de viver.

Nesse ponto, concordamos com Morin (2015) de que não é a felicidade que se deve buscar. Quanto mais a procuramos, mais ela foge de nós. É preciso buscar a arte de viver, cuja recompensa são as grandes e pequenas felicidades.

Referências Bibliográficas

HAIDT, Jonathan. Lições da pandemia: o despertar para as grandes verdades humanas. **Fronteiras**, [s. l.], 27 mar. 2020. Disponível em: https:www.fronteiras.com/artigos/lições-da-pandemia-e-despertar-para-as- grandes-verdades-humanas. Acesso em: 20 jul. 2021.

MORIN, Edgar. **O Método 6:** Ética. 4. ed. Porto Alegre: Sulina, 2011.

MORIN, Edgar; VIVERET, Patrick. **Como viver em tempo de crise?** Rio de janeiro: Bertrand Brasil, 2013.

MORIN, Edgar. **Ensinar a viver.** Manifesto para mudar a educação. Porto Alegre: Sulina, 2015.

MORIN, Edgar. **Fraternidade.** Para resistir à crueldade do mundo. Tradução de Edgard de A. Carvalho. 1. ed. São Paulo: Palas Athena, 2019.

MORIN, Edgar. **É hora de mudarmos de via**: as lições do coronavírus [com a colaboração de Sabah Abouessalam]. Tradução de Ivone C. Benedetti. 1. ed. Rio de Janeiro: Bertrand Brasil, 2020.

CAPÍTULO 3

PRINCÍPIOS DE MEDICINA INTEGRATIVA. APLICAÇÕES EM PROGRAMAS DE ASSISTÊNCIA PSICOLÓGICA INTEGRATIVA NA PANDEMIA DE COVID-19

Paulo Zampieri

Apresentamos neste texto considerações básicas sobre Saúde e Medicina Integrativa para capacitação de participantes em Assistência Psicológica Integrativa em Pandemia do Covid-19, em aula ministrada na Fundação Universitária Regional de Blumenau (FURB), em 2021/2022, a convite da Prof.ª Dr.ª Ana Maria Fonseca Zampieri.

Os médicos no Ocidente evoluíram vendo o paciente pelos sinais e sintomas, a partir da doença manifesta, com conhecimentos precários, de tradições ancestrais ou até danosas. A trajetória para a Medicina Integrativa está nos seus primórdios e embasaremos nosso texto nos estudos realizados na Universidade Duke — Durham — Carolina do Norte, EUA.

Na pandemia de Coronavírus, os conceitos aqui tratados ganham importância significativa, diante da complexidade dos fenômenos envolvidos: individuais, sociais e resgate da segurança pessoal e do bem-estar.

Princípios da Medicina Integrativa

O conhecimento científico mudou do empirismo ao cientificismo (CLAUDE BERNARD, 2018), inaugurando a medicina do Ocidente, embasada em evidências e, no século 20, houve grandes avanços tecnológicos, com o surgimento da penicilina ao mapeamento do genoma. A medicina foi dividida em mínimas partes, com médicos superespecializados em subespecialidades. Daí, a necessidade intrínseca de resgatar a medicina de alta qualidade, humanizada e integrada, com suplemento de práticas de ajuda, com validação científica e os procedimentos em desenvolvimento nas várias áreas de cura e bem-estar. Nesse panorama dualizado entre Medicina Ocidental e Oriental, Medicina Empírica e Científica, surgiu a Medicina Integrativa (LIMA, 2013).

A Medicina Integrativa preconiza uma parceria entre paciente e médico no processo de cura, integrando a participação de outros profissionais e familiares, propõe uma abordagem transdisciplinar e transcultural, comprometida com o processo de autoconhecimento e desenvolvimento, indicando procedimentos não médicos ou procedimentos médicos de outras especialidades. Utiliza conceitos e práticas cientificamente comprovados, na prevenção, tratamento, recuperação e reabilitação de doenças, na busca do bem-estar.

Considera fatores que influenciam a manutenção da saúde e o surgimento de doenças, inclusive o corpo, a mente, as emoções e a espiritualidade, bem como seus vínculos sociais, utiliza métodos e terapias naturais, efetivos e não invasivos, sempre que possível.

A Medicina Integrativa ensina os terapeutas a serem modelos de saúde e cura, comprometidos com o processo de autoconhecimento e desenvolvimento. A compaixão deve ser sempre favorável, mesmo quando as terapias médicas não o são.

A Roda da Saúde

Oferecemos ao paciente um instrumento de autoavaliação, para orientar suas atividades de vida na direção da saúde e bem-estar. Esse instrumento avalia como estão os sete pilares fundamentais para a saúde:

1. Corpo/mente.
2. Movimento/descanso.
3. Alimentação/digestão.
4. Desenvolvimento profissional/pessoal.
5. Relacionamento/comunicação.
6. Meio ambiente/moradia.
7. Religiosidade/espiritualidade.

Se algum deles estiver defasado ou sobrecarregado, a roda não gira em harmonia, prejudicando seu bem-estar como um todo. Após observar a Roda da Saúde, ficam alguns questionamentos que podem ajudar a mensurar o pilar de movimento e descanso. Você se preocupa em praticar atividades físicas regularmente? Está satisfeito com o seu condicionamento físico? Consegue tirar dias de descanso, sem misturar vida profissional com vida pessoal? Como são suas noites de sono? Como está sua alimentação? Sua conexão com seu mundo interno está boa?

O direito à cura

Havemos de mostrar aos pacientes que suas forças devem ser direcionadas em sinergia com as propostas de tratamento, assim como as equipes de tratamento têm escuta ativa para as necessidades deles.

O cérebro de quem se alimenta bem, exercita-se, não usa drogas e tem equilíbrio emocional passa a pensar com mais clareza, tem mais energia e tem melhor sono.

Atenção alimentar

Atenção e autocuidado são inseparáveis e de escolha pessoal, mas há de se saber quais são alimentos saudáveis, comer alimentos pouco ou nada processados e comer devagar. O corpo saudável previne doenças crônicas e câncer.

A dieta sugerida é de legumes de 8 a 10%, cereais e grãos. Montar pratos o mais coloridos possível. Gorduras são essenciais, mas é necessário evitar excesso de gordura animal e usar açúcar e sal moderadamente.

Atenção à vida

Modificar nossas reações diante dos estressores cotidianos, fazer pausas para analisar ações que repetimos de forma automática, viver com atenção plena no momento presente e evitar estressores que possam provocar perturbações e buscar o bem-estar.

As doenças provocam diminuição de aprendizagem, apatia e perda do significado de viver. Para sair desse ciclo, é necessário identificar sinais de alarme e ver o que há para mudar.

Atenção ao momento presente

Em pequenas pausas do dia, pode-se usar práticas de respiração, relaxamento e atenção no momento presente. Aceitar o que não pode mudar, sendo realista; perceber a sobrecarga de trabalho e aprender a dizer *não*, agregar humor às atividades de aprendizagem, trabalho e relacionamento com os pares. Exercitar-se, meditar de 15 a 20 minutos ao dia, descobrir um passatempo e planejar e compartilhar os sentimentos aos parceiros, amigos e parentes.

Benefícios e riscos das práticas integrativas

Terapias complementares podem ser boas, desde que conhecidas pelo profissional responsável. Algumas terapias não têm evidência científica e podem ser danosas. Medicamentos fitoterápicos e orientações dietéticas devem ser prescritos por especialistas ou suspensas, pelo risco de dano.

Terapias complementares

Dentro das terapias complementares, podemos citar cinco categorias: medicina para mente e corpo (meditação, yoga, hipnose, visualização), práticas embasadas na biologia (dietas especiais, vitaminas e ervas); práticas de manipulação corporal (massagem, *shiatsu*), terapias baseadas em energia (*reiki, tai chi chuan* e toque terapêutico) e recuperação de antigos sistemas de cura e crenças (medicina indiana, chinesa acupuntura e medicina *ayurvédica*), desde que validadas em evidências científicas.

Reconexão com a vida: a integralidade do ser

Diante da vida, vamos nos desconectando de nós mesmos, lembrando do passado, ansiosos com o futuro e resolvendo as pendências externas do presente. É importante experimentar a harmonia existente dentro de nós, com olhar de compaixão para quem somos e vivenciarmos a inerência de estar vivos. Se nos amarmos, a vida será prazerosa, sem focar apenas no fora. Estar mais relaxados e ouvir nosso próprio corpo, identificando nossos problemas e dificuldades, o que nos atrapalha e o que nos faz bem é fundamental.

Saúde e autocuidado: otimizando o sistema de cura

Temos um sistema inato de cura e prestar atenção ao que nos ocorre, à respiração, às reações corpóreas e ao que ingerimos não traz mudanças imediatas, mas nos propicia a capacidade de autoconhecimento. Vida em equilíbrio é perceber e se modificar.

Resgatando a auto percepção

Só por um dia, prestar atenção ao momento presente: sair do piloto automático e usar a prática dos três minutos. Em posição confortável, marcar o tempo, ficar imóvel com olhos fechados ou semicerrados, sentir o corpo, a respiração, a consciência dos órgãos e dos músculos. Liberar músculos tensionados, emoções e pensamentos. É uma forma útil de sair do "piloto automático".

Aplicação desses conceitos em Assistência Psicológica Integrativa

Em Assistência Psicológica Integrativa, os grupos multidisciplinares organizados, com vários profissionais de áreas médicas, psicológicas, educacionais podem oferecer acolhimento e orientações às pessoas afetadas por esses princípios descritos, cabendo aqui a importante ressalva, de que, em tais procedimentos de Ajuda Humanitária e Assistência Psicológica, não são atuações clínicas clássicas, mas, sim, orientações e ajuda para as pessoas se organizarem e saírem do sofrimento que estão vivenciando nas suas perdas, dores morais ou corporais, com clara demarcação e detecção de encaminhamento aos serviços sociais e de saúde do local, onde está sendo praticada a ajuda.

Medicina integrativa e o futuro

A Medicina Integrativa parte de uma mudança de paradigma: ampliar o leque de terapias disponíveis, capacitar o paciente e seus circunstantes a se tornarem responsáveis pela manutenção da saúde e fornecem ferramentas simples para mudar o estilo de vida, em busca do bem-estar. Aumentar o número de instituições que ofereçam atendimento integrado, de forma que, no futuro, não haja mais distinções, para uma prática médica centrada na pessoa e no conceito ampliado de saúde e bem-estar, é uma boa meta.

Considerações finais

Tivemos oportunidade de participar de um Projeto de Ajuda Humanitária Psicológica, com população em situações de perda de moradias e assistidas para viver uma vida nova, na casa nova, com supervisão subsequente às atividades, os 12 meses e 12 intervenções. Esse projeto, que foi apresentado no livro *Viver em Alto Risco Social* (ZAMPIERI, 2018), mostra resultados consistentes na melhora da qualidade de vida e saúde mental dos participantes (ZAMPIERI *et al.*, 2018)

Medicina Integrativa (LIMA, 2018) é o caminho para o resgate da humanização e atenção global às pessoas acometidas por doenças agudas ou crônicas e nas situações de crises e assistência psicológica humanitária, integrando conhecimentos e práticas suplementares nas orientações de saúde e bem-estar.

Cabe mostrar que a morbidade psiquiátrica e cognitiva pós-Covid-19 tem achados preliminares de um estudo de corte brasileiro. Esse é o primeiro estudo a acessar as taxas de morbidade psiquiátrica e cognitiva no desfecho a longo prazo, após formas moderadas ou graves de Covid-19 usando medidas padronizadas. Como achado principal, não houve associação significativa entre a gravidade clínica na fase aguda da infecção por SARS-COV-2 e o comprometimento neuropsiquiátrico 6 a 9 meses depois.

Nas circunstâncias de crise humanitária por atrocidades ou catástrofes, os profissionais que têm acesso aos conhecimentos e práticas de Medicina Integrativa, aqui sumariamente expostas, podem oferecer assistência de qualidade melhorada, nessa ocasião correlacionados à pandemia do Covid-19.

Vivemos o surgimento de uma doença nova e estamos aprendendo a lidar com ela. À medida que surgem alterações no vírus e criamos novas medidas protetivas, aguardamos os tratamentos ainda a serem desenvolvidos.

Os objetivos da ciência não são chegar a respostas definitivas, mas, sim, a mudanças e contínuas descobertas, com validação científica. Estamos no umbral de uma era de grandes e significativas mudanças em várias áreas das ciências e a saúde, com base em princípios da medicina integrativa, vão nessa direção de agregar e somar conhecimentos.

Referências Bibliográficas

BERNARD, C. **An Introduction to the Study of Experimental Medicine** – Dover Books on Biology. USA, 2018.

DAMIANO, F. D. Psiquiatria GenHos. **Pubmed**, [*s. l.*], mar./abr. 2022. Disponível em https://pubmed.ncbi.nlm.nih.gov/35134702/. Acesso em: 6 abr. 2022.

LIMA, P. R. **Bases da Medicina Integrativa**, São Paulo: Ed Manole, 2018.

LIMA, P. T. **Medicina Integrativa** – A Cura pelo Equilíbrio. 1. ed. São Paulo: MG Editores, 2013.

ZAMPIERI, P. *et al.* **Viver em Alto Risco Social.** São Paulo: Ed WS Ltda, 2018.

CAPÍTULO 4

HUMANIZAÇÃO NA MEDICINA

Amaury Mielle

A pandemia, para muito além do caos de saúde pública, mostrou-nos diversas particularidades humanísticas entremeadas aos desfechos políticos, sociais e estruturais. Um contraste entre o egocentrismo narcísico e o compromisso social foi notório em atitudes que nortearam as ações de enfrentamento da doença. Na atenção à saúde, cenário em que o cuidado é a temática de importância mais delicada diante da vulnerabilidade e sofrimento, a prática humanitária mostrou-se fragilizada.

Nesse contexto, é importante refletir sobre o encontro entre o médico e o paciente, integrantes dessa sociedade excessiva em seu individualismo, imersos e submissos às redes sociais e ao fenômeno da espetacularização. Dessa forma, as relações que se estabelecem no encontro clínico não diferem das que encontramos em outros setores do social. O que reflito é a permanência da ética e do humanismo, como incorporá-los, sem deformá-los em momentos de extremismos.

Seria prudente voltar às raízes do curso de Medicina e entender que não basta ensinar apenas a técnica, mas, sim, a singularidade de cada um na jornada antropológica, filosófica e evolutiva que nos molda como humanos, a cuidar de humanos. Cada doente vive a doença de forma diferente.

O termo *humanizar* pode ser conceituado como o ato de tornar algo ou alguém humano. Mas também podemos entender como o ato de Medicina que aponta para um progresso incomparável na qualidade e expectativa de vida, ao mesmo tempo em que gera uma discussão muito além do ambiente acadêmico sobre a humanização no cuidado aos pacientes.

É um erro entender a humanização como preceito ideológico. Ela é, antes de tudo, um compromisso inerente ao ato de cuidar. Para tanto, amplia conceitos de qualidade e assume primordialmente uma tarefa ética.

O olhar para a desumanização em Medicina já foi estudado por Michel Foucault (1972) ao abordar as políticas de saúde na Europa Ocidental, nas décadas de 30 e 40. Na Alemanha, Foucault cunhou o termo Medicina de Estado ou polícia médica. Claramente, o objetivo da medicina não era a cura ou o conforto do paciente, mas a produção de um estado sadio. No livro *Nemesis da medicina*, Ivan Illich (1975) advertia que a institucionalização médica era uma ameaça maior à saúde. Diversos autores, nos últimos anos, exploraram as evidências do afastamento da Medicina de sua vocação primária para transformar-se num produto a ser comercializado. O paciente vem perdendo seu protagonismo para o médico, o hospital e o plano de saúde, entre outros. A ressaltar a dependência tecnológica, a superespecialização, a gestão econômica e a autonomia médica naufragada como coautores desse processo.

O ato médico aproxima a relação de, no mínimo, dois sujeitos com momentos diferentes: aquele que sofre e o que propõe, pelo menos, o conforto. A ação médica sustenta-se no conhecimento que determinará os resultados sobre as necessidades do paciente. Um agir que surge de uma causa e que, por meio da interação, irá propor uma finalidade. Aristóteles via nessa finalidade a justificativa para agir, mas ressaltava que a ação deveria seria norteada pela sabedoria. Giovanni Reale (1994, p. 37), no livro *História da Filosofia Antiga*, escreveu: "a obra humana cumpre-se através da sabedoria da virtude ética; de fato, a virtude torna reto o fim, enquanto a sabedoria torna retos os meios".

A Medicina vem perdendo a noção de que o sofrimento é o último reduto da singularidade, que torna o encontro clínico absolutamente único. É uma experiência que jamais se repete ou iguala. Porém, na percepção do médico contemporâneo, vem se firmando a ideia da consulta como um contrato entre alguém que tem o direito de estabelecer as regras de como será o processo e alguém que se submeterá a tal condição.

Com a crescente especialização, observamos enormes recursos dispendidos para cuidar de fragmentos do paciente e uma incapacidade do reconhecimento desse como um todo. Com essa mudança de rumo, com a progressiva burocratização, com as inúmeras conexões que secundarizam o encontro clínico, substitui-se a relação entre sujeitos para a fria interação entre sujeito e objeto. O cuidado está sendo obscurecido pela doença e a desumanização representando a despersonalização, ao ver o processo patológico como principal alvo da atenção médica.

Na pandemia, avaliada pela perspectiva do papel do médico, revelou-se o quanto estamos distantes desse perfil de formação e atuação humanística. Tipos extravagantes surgiram numa atuação, no mínimo, oportunista, com personagens midiáticos, em boa parte das vezes, destilando condutas destituídas de quaisquer evidências científicas.

De repente, vimo-nos diante do médico leigo: profissional por graduação, mas também condicionado a posturas primordialmente direcionadas não pela ciência, mas, sim, por um tipo de crença capaz de colocar sua identidade tribalista à frente de seu juramento hipocrático. Passa a ser subordinado a uma corrente de procedimento preestabelecidos, calcados em negacionismo e ditados, muitas vezes, por uma ideologia partidária. Usa seu prestígio e a falácia de autoridade para replicar condutas e falas pretensiosamente direcionadas a "curar" o curso natural de uma infecção. Alguns defenderam suas atitudes como se estivessem lutando pelo direito de tratar seus pacientes (notoriamente iludidos e desesperados para buscar a cura), desprezando os incontáveis riscos dos efeitos colaterais das medicações.

A falácia da autoridade médica, antes limitada aos charlatões das redes sociais, ganhou corpo e revelou a face apodrecida da profissão. Autopromovidos ao *status* de cientistas, passaram a desqualificar os consensos da verdadeira comunidade científica sobre como realizar o enfrentamento do vírus. Num ato da sabotagem, o médico leigo da pandemia não só desumaniza o atendimento, como trai a si próprio, ao negar a Medicina baseada em evidências. Posicionar-se contra a vacina, insistir em medicamentos claramente ineficazes, negar o benefício das medidas de contenção do vírus (uso de máscaras, por exemplo) não pode ser justificado só por uma ideologia, mas, sim, por resultado de uma atitude avessa à racionalidade, à incompatível com a própria medicina. Tudo isso ocorreu, tristemente, sob os olhares inertes e omissos do Conselho Federal de Medicina.

Nosso tempo está empurrando a prática médica para uma espetacularização da profissão. A partir de uma sociedade de consumidores, aquela que segundo Zygmunt Bauman (2011), em *Vida em fragmentos*, promove, encoraja ou reforça a escolha de um estilo de vida e uma estratégia existencial consumista e rejeita todas as opções culturais alternativas, o médico precisa firmar-se como "o melhor". Isso passa a ser uma meta, uma finalidade perigosa, pois substitui o protagonismo do cuidado pelo resultado. Na figura caricata de uma celebridade, o médico leigo considera-se autoridade do mundo contemporâneo simplesmente pelos atributos da visibilidade e da capacidade de entreter. Nada mais representam do que influenciadores do provisório e do efêmero.

Guy Debord (2022), em *A sociedade do espetáculo*, escreveu que o espetáculo é o discurso ininterrupto que a ordem atual faz a respeito de si mesma, seu monólogo laudatório, a aparência fetichista de pura objetividade nas relações espetaculares esconde o seu caráter de relação entre homens e entre classes: parece que uma segunda natureza domina, com leis fatais, o meio em que vivemos.

Para a verdadeira Medicina, não devem contar as conquistas de glória, de ascensão social, de sapiência ou riqueza, mas os resultados das ações humanitárias. Algo que só pode ser expresso pelo olhar de agradecimento e confiança do paciente.

Diante de tanta disparidade nas condutas, torna-se inevitável discutir o tema da validação da verdade que flui pelos poros da desumanização. A violação e o esfacelamento da verdade estão por trás desse perigoso encontro clínico que se estabeleceu na pandemia.

Recorro a Hanna Arendt, em seu livro de 1951 (p. 43), *Origens do Totalitarismo*, em que diz: "o súdito ideal do governo totalitário não é o nazista ou o comunista convicto, mas aquele para quem já não existe a diferença entre fato e ficção e entre o verdadeiro e o falso".

Bertold Brecht escreveu, em 1932, que aquele que deseja combater a mentira e a ignorância tem que lutar contra cinco dificuldades. Precisa ter coragem para dizer a verdade numa altura que se propague a toda parte; ter a inteligência para a reconhecer, quando todos a ocultam; ter a arte para torná-la manejável; ter discernimento suficiente para escolher aqueles em cujas mãos ela se tornará eficaz e, finalmente, ter a habilidade para a difundir entre as pessoas.

Cabe ainda uma reflexão sobre a gênese da desumanização. Humanizar também está relacionado ao ambiente (bem-estar), às intervenções de colaboração, ao modo de se integrar socialmente. Não estaríamos importando para a área médica o que permeia a nossa sociedade? Não deveríamos incluir as ciências humanas na formação dos profissionais de saúde? Ampliar a vigilância para os atos do cotidiano?

Caminhamos de certa forma meio perdidos nessa jornada. A Medicina está olhando cada vez mais para a melhor forma de "fazer", preocupada em como absorver tanta tecnologia, deixando de lado a sabedoria, a verdadeira finalidade que nos move e justifica todos os nossos atos. Será que não nos apaixonamos pelo objeto? Será que não estamos esquecendo e nos perdendo na análise da verdade de cada paciente?

Abraham Verghese (1932), professor de Medicina da Universidade de Stanford, escreveu um artigo na revista *Health Affairs*: "*A touch of sense*", em que toca de modo profundo na transformação do médico, chamando a atenção para a ruptura do academicismo.

Verghese ressalta a importância do simbolismo, como o uso do jaleco, o estetoscópio, o exame físico e o saber escutar. Essas práticas foram sendo deixadas de lado ao priorizar-se os sistemas diagnósticos computadorizados e sofisticados. O tempo à beira do leito, substituído pelo tempo despendido nos registros de prontuários eletrônicos, numa sórdida justificativa de maior "segurança" ao paciente. O autor ainda enfatiza que um antropólogo, em visita a um hospital, concluiria que o paciente real está no computador e não no leito da enfermaria.

A Medicina precisa reoxigenar sua vocação. Voltar a ser a profissão que reage contra a dor e o sofrimento, mediante a tentativa de transformar o mundo em um lugar melhor. O médico deve entender que o acúmulo de conhecimentos não é necessariamente um "saber". Ele acumula pensamentos objetivos, fórmulas prontas e fluxogramas, entre outros. O espaço vazio da reflexão, da humanização holística e ética torna-o um indivíduo repleto apenas da técnica e da busca de resultados palpáveis.

Só a humanização é capaz de explicar o porquê da substituição da finalidade na prática, pela própria prática em si.

Referências Bibliográficas

ARENDT, H. **Origens do Totalitarismo.** Antissemitismo, Imperialismo, Totalitarismo. São Paulo: Companhia de Bolso, 1951.

BAUMANN, Z. **Vidas em fragmentos, sobre a ética pós-moderna.** São Paulo: Editora Zahar, 2011.

BRECHT, B. **Se os homens fossem tubarões.** São Paulo: edições olho de vidro, 2018.

DEBORD, G. **A sociedade do espetáculo.** São Paulo: Appris Editora e Livraria Ltda, 2022.

FOUCAULT, M. **Microfísica do poder.** São Paulo: Editora Graal, 1972.

ILLICH, I. **A expropriação da saúde** – Nêmesis da medicina. São Paulo: Editora Nova Fronteira, 1975.

REALE, G. **História da filosofia antiga.** São Paulo: Edições Loyola, 1994.

VERGHESE, A. **A touch of sense.** USA: Health Affairs, 1932.

CAPÍTULO 5

SAÚDE E ESPIRITUALIDADE EM TEMPOS DE PANDEMIA

Aparecida Maria Pacetta

Nas últimas duas décadas, inúmeras publicações cientificas têm demonstrado e apontado indícios da existência de uma conexão e causalidade positiva entre temas como cura, espiritualidade e melhor evolução clínica no processo de enfrentamento das mais diversas enfermidades. Tais temas e sua conexão também são ponto de enorme interesse da Medicina Integrativa. Em relação ao interesse sobre o tema, quando se faz uma busca de publicações na base de dados do *PubMed* (plataforma de busca da *National Library of Medicine,* baseada nos Estados Unidos, a qual reúne diversas publicações da área da saúde) sobre o tema "pandemia e espiritualidade", observa-se 71 trabalhos publicados em 2020, 192 em 2021 e 238 em 2022. Portanto, só no período da pandemia, foram publicados 501 trabalhos sobre esse tema, o que demonstra o interesse e a vastidão de informações sobre esse assunto.

É oportuno que se faça algumas considerações sobre saúde, medicina integrativa, espiritualidade, religiosidade, biocampo e cosmovisão. Primeiramente, a definição de saúde não é apenas a ausência de doença, mas "estado dinâmico de completo bem-estar físico, social, mental" (OMS, 1964), sendo pertinente atualmente acrescentar também o bem-estar espiritual.

A renovação das práticas de saúde envolve mudanças nas atitudes e pensamentos, nos paradigmas previamente aceitos e no estilo de vida. Tais mudanças podem impactar os conceitos de amor, fé, esperança e espiritualidade.

A Medicina Integrativa, por sua vez, distingue-se da abordagem da medicina tradicional por ser uma abordagem médica direcionada à cura, que visa considerar a pessoa em seu todo (corpo, mente, emocional e espírito) e inclui todos os aspectos de estilo de vida. Enfatiza as relações entre o médico e paciente, faz uso de todas as terapias consagradas cientificamente, sejam elas convencionais ou complementares (multidisciplinar).

Práticas na Medicina Integrativa podem abranger a medicina convencional alopática, medicina homeopática, medicina tradicional chinesa, medicina de biorregulação, medicina mente-corpo, medicina de estilo de vida, medicina funcional, homotoxicologia, ayurveda, fitoterapia, naturopatia, osteopatia, medicina nutricional, medicina regenerativa, aromaterapia, terapia neural, terapias frequênciais, práticas de yoga, reiki, meditação e técnicas de medicina biofísica, como a tecnologia Reac (Conversor Radioelétrico Assimétrico).

Já a espiritualidade se relaciona com os valores mais profundos relacionados com o sentido da vida. Ou seja, a busca pessoal pelo entendimento do propósito e significado da vida, sobre as relações com o sagrado e o transcendente, que pode ou não estar relacionada a propostas religiosas específicas, como a "maneira de ser", de interagir com outras pessoas. A transcendência é a necessidade de expandir o nosso ser para além das experiências cotidianas e alcançar novas perspectivas, novo sentido para a existência humana. Pode-se destacar quatro lugares privilegiados de abertura ao transcendente: natureza, arte, encontro e por meio da espiritualidade e/ou religiosidade, e essas podem ser oportunidades para experenciar a sensação de "maravilhamento".

Também é interessante diferenciar a relação entre espiritualidade e religiosidade. Podem estar intimamente relacionadas, mas não são necessariamente coincidentes entre si. Ambas podem estimular o desenvolvimento da resiliência (que é a capacidade e enfrentar desafios e aprender com eles) e gerar sentido em situações limites, o que auxilia no enfrentamento de desafios e eventos negativos. Há um termo em grego, alostase, que é a capacidade de adaptação que o organismo encontra quando é submetido a um estresse crônico — a incapacidade de desenvolver a resiliência levará a um estado danoso, a sobrecarga alostática (MCEWEN, 1998)

Ou seja, espiritualidade não necessariamente está ligada diretamente a práticas religiosas, mas, sim, a maneiras de viver. O cultivo da espiritualidade está mais relacionado a uma jornada pessoal do indivíduo, ao desenvolvimento de um estado de satisfação além dos sentidos. Já a religiosidade vincula-se a determinado caminho ligado a um conjunto de crenças e rituais destinados a um grupo de pessoas que se agregam junto a instituições ou organizações que orientam um código de conduta, um modo de vida baseado em seus princípios. Independentemente da religião, a presença de amor e compaixão é teoricamente um elemento comum a todas elas.

Em uma sociedade de panorama cartesiano, por vezes, esse tipo de olhar e de modo de experenciar a vida nem sempre é valorizado. Alguns utilizam o termo "cosmovisão" para descrever determinadas maneiras de ver e entender o mundo, a realidade. A depender de como um indivíduo adere a determinada cosmovisão (no singular ou no plural), ele vai entender a vida e questões fundamentais de determinadas maneiras.

Segundo Huston Smith (1986, p. 29), "abandonamos a transcendência não porque descobrimos que algo prova que ela não existe... simplesmente baixamos nosso olhar". Esse questionamento em relação ao modo de vida e seu impacto tem sido trazido há séculos, por pessoas em diversos campos. Na literatura, Dostoiévski (1821-1881) indagou: "o homem civilizado pode crer?". Algumas décadas depois, André Malroux (1901-1976) muda o foco do questionamento para "o homem incrédulo pode ser civilizado?".

Sobre as relações do binômio mente-corpo, sabe-se que a mente é importante no tratamento das doenças (ayurvédica e medicina tradicional chinesa: mais de 2000 anos atrás). Para Hipócrates (400 a.C), o tratamento só poderia ocorrer considerando-se a atitude, influências ambientais e remédios naturais; além dos aspectos morais e espirituais de cada pessoa. Mesmo hoje, com todo o desenvolvimento da ciência, uma de suas frases ainda é extremamente atual: "antes de curar alguém, pergunta-lhe se está disposto a desistir das coisas que o fizeram adoecer".

No ocidente, marcadamente no século XVII (Iluminismo – René Descartes – 1650), ocorreu um movimento que culminou na separação entre a dimensão espiritual ou emocional do corpo físico, a matéria biológica. Isso ocorreu para resolver demandas político-religiosas, nas quais a igreja exercia papel limitante ao avanço científico. Com essa divisão, a mente e as emoções mantiveram-se sob o domínio das práticas filosóficas, religiosas e consideradas imaterial. Já o corpo passa a ser domínio da biomedicina, passando a ser estudado com maior liberdade pelo método científico. A doença, considerada exclusivamente uma perturbação física ou química, foi totalmente desvinculada de influências emocionais. É obvio que não se pode explicar distúrbios causados pelo estresse crônico, depressão e ansiedade dessa maneira. Portanto, o movimento de volta a uma visão integrada do ser humano em todas suas dimensões é um resgate dessa divisão. Tal processo não ocorreu na medicina com práticas orientais.

O estado de saúde é um estado de equilíbrio e harmonia entre corpo, mente e estado emocional, energético e espiritual. A quebra desse equilíbrio entre esses domínios pode levar a estados de desequilíbrios expressados pelas doenças. Embora na maioria das vezes seja imperceptível, emoções provocam respostas biológicas automáticas nas pessoas. As emoções são interpretadas em um sistema trinário, em que interpreta a emoção como uma percepção positiva, percepção negativa ou de neutralidade ou indiferença. Essa resposta ocorre de maneira muita rápida, em milésimos de segundos, que variam de 100-200 milissegundos.

Existem técnicas que desenvolvem a habilidade de detectar os gatilhos que deflagram certas emoções percebidas como negativas, antes delas provocarem um efeito biológico desfavorável, com consequências danosas para a saúde física e/ou mental. Dessa forma, não se pode desconsiderar a mente, mesmo quando se considera o corpo físico, a fisiologia do corpo. Isso tem ficado cada vez mais claro e com comprovações científicas importantes. Ao diagnosticar e tratar uma doença, deve-se considerar o ser como um todo, e não como frações de órgãos e áreas corporais específicas.

A associação entre espiritualidade e saúde está amplamente documentada em pesquisas cientificas, visto que, como dito anteriormente, a espiritualidade ajuda a encontrar determinados estados emocionais favoráveis para o desenvolvimento das emoções positivas, resiliência, colaborando para saúde do indivíduo. Os primeiros trabalhos nessa área começaram a ser realizados nos anos 1980 e cresceram em todo o mundo.

Outro aspecto que por muito tempo não foi considerado pela medicina ocidental e por campos da ciência clássica foi a questão da "energia" e como isso influencia diversos aspectos de nossa vida. Na física, o termo "energia" refere-se à "capacidade de realizar trabalho e vencer a resistência". Matéria e energia estão fundamentalmente inter-relacionadas, no entanto, os campos de força variam de acordo com a energia expressa e as informações transportadas. O termo "campo" refere-se a "uma força que pode causar ação à distância". Embora os efeitos de campo possam ser fracos em termos de poder, eles podem ter um efeito mensurável na matéria.

Com o avanço do interesse na relação medicina, mente, corpo e espiritualidade, e com o avanço de estudos em outros campos (como a Física), novas pesquisas têm tentado entender e definir quais seriam os conceitos de energia, como ele pode ser traduzido em termos científicos e qual sua influência em nossa vida. Por exemplo, pesquisas apontam para a existência de um campo eletromagnético de intensidade ultrafraca produzido por todos os seres vivos. Alguns pesquisadores afirmam que esse campo seria o equivalente ao que muitos religiosos e filósofos têm chamado de "energia vital" ao longo dos tempos.

Para citar brevemente alguns estudos sobre a temática, não necessariamente na área da saúde, o biofísico chinês Chang Lin Zhang denominou esse campo biológico de "Corpo Eletromagnético" e o classificou como um Campo ultrafraco de ondas estacionárias que constituem a anatomia energética. Por sua vez, o engenheiro Savely Sawa (Berkeley, USA) denomina esse campo energético e eletromagnético produzido pelos seres vivos como "biocampo". Além disso, vai além do eletromagnetismo, afirmando que, para além de fatores puramente fisiológicos, esses campos seriam afetados pelos estados mentais de uma pessoa. Já Beverly Rubik, biofísica, vai além e, em suas pesquisas, propõe então a existência de Corpos Sutis além do Corpo Físico de que temos conhecimento. Tal qual os hindus acreditam, esses corpos envolveriam domínios da mente, da alma e do espírito.

A ideia de que os seres vivos apresentam um campo ou energia vital é bastante antiga e já era considerada por algumas tradições orientais milenares e até mesmo por Hipócrates. Em 1994, o *National Institute of Health* empregou o termo biocampo (*biofield*), para descrever o campo de energia e informação que envolve e permeia o corpo humano. De acordo com Rubik, o biocampo é composto de energia eletromagnética mensurável e energia sutil hipotética — nesta última, como ainda é difícil de ser mensurada, é considerada hipotética por alguns autores.

O biocampo controla a bioquímica e a fisiologia do organismo e promove, por meio de um campo eletromagnético de baixa intensidade, a integração entre as partes de um mesmo ser vivo. Além disso, há interações com biocampos de outros seres vivos e com campos de outra natureza, o que pode gerar reações que podem organizar ou desorganizar o biocampo, afetando os indivíduos. Esse processo gera as chamadas frequências ressonantes ou dissonantes. Dessa forma, ainda há muito a ser pesquisado sobre o assunto, especialmente quando se estuda a influência das emoções e dos estados mentais nessas interações de campos e sua sutileza.

Como já foi dito anteriormente, emoções provocam reações fisiológicas e vice-versa, sendo quase impossível definir de maneira precisa onde um elemento começa e outro termina. Atualmente, há vários estudos que tentam entender os impactos do estresse na vida cotidiana e esse assunto tem se tornado bastante prevalente, na medida em que o estresse tem se tornado uma preocupação constante e é ligado a diversas doenças do corpo e da mente. Algumas das condições ligadas ao estresse são: (i) doenças cardiovasculares, tais quais hipertensão arterial, infarto do miocárdio, acidente vascular cerebral (AVC); (ii) alguns tipos de tumores; (iii) doenças derivadas do sofrimento psicológico, tais quais transtornos de ansiedade e depressão; (iv) abuso de substâncias ilícitas e álcool.

Em estudos que avaliam o impacto de práticas religiosas e espirituais na saúde de uma pessoa, várias questões variáveis que levam a uma vida mais saudável foram levantadas, como:

- respeito ao corpo, pregado por muitas religiões (gerando melhor nutrição e hábitos de vida);
- melhor estado psicológico (por trazer esperança, perdão, altruísmo e amor);
- otimização de vias psiconeuroimunológicas, psiconeuroendócrinas e psicofisiológicas;
- melhor estratégia em lidar e na redução do estresse e das condições relacionadas ao estresse.

Ainda, pessoas com maior conexão com a espiritualidade estão mais aptas a manter ou restabelecer o estado de saúde. Vários fatores estão envolvidos nesse processo, de maneira que grandes hospitais gerais no Brasil e no mundo têm oferecido abordagens que consideram o aspecto da espiritualidade (como apoio psicológico, espiritual, dentre outras possibilidades).

Mais de 20 anos após a publicação desses resultados, um outro estudo que avaliou o cuidado espiritual em terapia intensiva (foram avaliados 485 pacientes) e concluiu que a religiosidade e/ou espiritualidade (R/E) parece ter um papel importante no alívio do sofrimento, influenciando os desfechos de saúde e minimizando as consequências do isolamento social. Esses resultados destacam a importância de medidas de saúde pública que garantam a continuidade dos cuidados relacionados a R/E durante a pandemia e a capacitação de profissionais de saúde para o enfrentamento dessas questões.

Na qualidade de organismos humanos, somos constituídos por uma série multidimensional de sistemas de energia sútil que se influenciam mutuamente. Um desequilíbrio nesses sistemas energéticos pode produzir sintomas patológicos que se manifestam nos planos físico/emocional/mental/espiritual. Para reequilibrá-los, não bastam apenas intervenções farmacológicas. Assim, essa cosmovisão mais holística procura ir além das mecanicidades do corpo físico.

Podemos trazer como exemplo da necessidade de uma abordagem holística a própria situação causada pela Covid-19. Essa doença impactou a humanidade globalmente, de maneira sem precedentes nesse século. Há diversos tipos de comorbidades e sintomas físicos que são causados pela Covid-19 e que necessitam de intervenções farmacológicas. Em muitos casos, os pacientes acometidos evoluem com sequelas que necessitarão de acompanhamento especializado por tempo prolongado. Uma doença ainda desconhecida, com evolução, muitas vezes imprevisíveis, a necessidade de isolamento social, deflagrou disfunções na área da saúde mental tão relevantes quanto as físicas. Vários estudos mostram os impactos na saúde mental dos que contraíram a Covid-19, mas também da população em geral com aumento significativo de distúrbios psicológicos.

Em relação aos impactos psicológicos, no nível individual, as pessoas são mais propensas a sentir medo de adoecer ou morrer, sentir desamparo, dentre outras possibilidades. A identificação precoce de indivíduos nos estágios iniciais de um transtorno psicológico torna as estratégias de intervenção mais eficazes.

Em nível comunitário, certos grupos podem sofrer com preconceito da própria comunidade. Por exemplo, grupos que estão mais expostos ao Covid-19, como profissionais de saúde, podem ser vistos como uma ameaça pela comunidade; pessoas imunodeprimidas e com algum tipo de comorbidade, dentre outros, o que afeta sua saúde mental. Crises de saúde como as causadas por uma pandemia levam a mudanças psicológicas que atingem não apenas os profissionais de saúde, mas também a comunidade em geral, e tais mudanças psicológicas são magnificadas pelo medo, ansiedade, depressão ou insegurança.

Assim, é pertinente que se avance além das políticas públicas que tenham como objetivo cuidar da prevenção e dos sintomas físicos causados pela pandemia, é fundamental desenvolver paralelamente ações que possibilitem oferecer intervenções psicológicas que possam melhorar a saúde mental de grupos vulneráveis durante a pandemia.

Referências Bibliográficas

BOULOS, Marcos. **Medicina e Espiritualidade.** Salvador: Faculdade de Medicina da USP Fórum de Humanização da Saúde, 2010.

DOSTOIÉVSKI, F. **Dostoevsky's occasional writings.** Tradução e edição de David Magarshack. Evanston, Illinois: Northwestern University Press, 1997a.

GOLD, Jeremy AW *et al*. Characteristics and clinical outcomes of adult patients hospitalized with COVID-19 – Georgia, March 2020. **Morbidity and Mortality Weekly Report**, USA, v. 69, n. 18, p. 545, 2020.

GRONOWICZ G.; BENGSTON W.; YOUNT G. Challenges for Preclinical Investigations of Human Biofield Modalities. **Glob Adv Health Med**, USA, 4(Suppl), p. 52-7, nov. 2015. DOI: 10.7453/gahmj.2015.013.suppl. Epub 2015 Nov 1. PMID: 26665042; PMCID: PMC4654781.

KAR, Sujita Kumar *et al*. COVID-19 pandemic and addiction: Current problems and future concerns. **Asian journal of psychiatry**, USA, v. 51, p. 102064, 2020.

KONG, Xiangkai *et al*. Elemental two-dimensional nanosheets beyond graphene. **Chemical Society Reviews**, USA, v. 46, n. 8, p. 2127-2157, 2017.

LIMA MONTEIRO, E. S. *et al*. Tecnologia REAC: Protocolos de Neuro e Biomodulação. **Brazilian Journal of Implantology and Health Sciences,** v. 3, n. 9, p. 01-05, 2021. DOI: https://doi.org/10.36557/2674-8169.2021v3n9p01-05.

LIN ZHANG, C. **Where Waters Meet**. New York: Amazon Crossing, 2023.

MALRAUX, André. [1933, 1946]. **La Condition humaine, in Oeuvres complètes** I. Direção de Pierre Brunel. Bibliothèque de la Pléiade, n.º 70. Paris: Gallimard, 1989. p. 509-761.

MATOS, L. C. *et al*. Perspectives, Measurability and Effects of Non-Contact Biofield-Based Practices: A Narrative Review of Quantitative Research. **Int J Environ Res Public Health**, USA, v. 13;18, n. 12, p. 63-97, 13 jun. 2021. DOI: 10.3390/ijerph18126397. PMID: 34199174; PMCID: PMC8296239.

MCEWEN, B. S. Protective and damaging effects of stress mediators. **N Engl J Med**, USA, v. 15;338, n. 3, p. 171-9, jan. 1998. DOI: 10.1056/NEJM199801153380307. PMID: 9428819.

ORGANIZAÇÃO MUNDIAL DA SAÚDE. [*s. l.*], 1964. Disponível em: https://www.who.int/teams/Integrated-health-services/monitoring-health-services. Acesso em: mar. 2003.

RUBICK, B. **Life and Edge of Science.** London: Inst for Frontier Science, 1996.

SMITH, Houston. **As religiões do mundo**: nossas grandes tradições de sabedoria. Encadernação perfeita. USA: Harper Collins Publishers, 1986.

CAPÍTULO 6

REFLEXÕES DE UMA JORNADA QUE EU NUNCA IMAGINEI

Leon Cohen Bello

São pouquíssimas as situações da vida em que podemos ter certeza de que estamos passando por um momento histórico. Este é um: o que estamos protagonizando ficará nos livros e será estudado pelas próximas gerações. Talvez, a característica mais marcante seja que este é o primeiro evento verdadeiramente global e simultâneo. Como dizem na televisão: "ao vivo e direto".

Nunca antes o planeta inteiro enfrentou a mesma situação ao mesmo tempo, com as ferramentas de comunicação para saber o que está acontecendo em cada canto do mundo. Por meio da tecnologia e da mobilidade, nunca foi tão verdade que todos vivemos em um só lugar e que, atualizando o provérbio da complexidade, poderíamos dizer: "o bater de asas de um morcego em Wuhan pode causar um tornado em Milão".

Quando criança, adorava ouvir histórias. Eu era apaixonado por todos os tipos de aventuras: de Tom Sawyer ao conde de Monte Cristo. Aprendi a geografia de Marselha, seu porto, as ilhas próximas e desenhei os corredores do Castelo de If, onde Edmond Dantès esteve preso por mais de 20 anos, antes de se tornar conde de Monte Cristo.

Depois vieram os filmes e as séries de TV. Do grande Ben Casey, o médico capaz de resolver todas as situações de um hospital, ao grande Dr. House, um misto de sabedoria e ironia e mais recentemente, The Good Doctor, o menino residente autista, capaz de visualizar todos os diagnósticos de forma imediata.

Acho que somos as histórias que contamos. E muitos de nós temos a capacidade de vivê-las. É uma dimensão que nos permite ampliar nossa visão de mundo. E nossa história atual, como será contada? O que os livros dirão sobre como lidamos com esta crise, esta pandemia de coronavírus?

A história pode dizer que nesta realidade global interconectada enfrentamos a pandemia exacerbando diferenças e personalidades, que ainda não aprendemos a compartilhar grandes empreitadas.

Em vez de dar uma resposta assertiva e inequívoca, os líderes de alguns países aplicaram suas energias para responsabilizar a origem do vírus, outros minimizaram as consequências e se exibiram publicamente desafiando as precauções sanitárias e outros ainda adotaram quarentenas com diferentes graus de rigor e cumprimento.

Em suma, diante do acontecimento mais global da história, respondemos, dividindo-nos, desordenando-nos, segregando-nos, culpando-nos. Esta que estamos passando não será a última pandemia, e há outros riscos existenciais.

Hoje, alguns países controlam o desenvolvimento de tecnologias com enorme potencial, mas de alto risco, como inteligência artificial, biotecnologia e ferramentas de vigilância em massa. E temos desafios populacionais, ambientais e muitos outros pela frente. Se, como humanidade, queremos estar à altura desses perigos globais, temos o desafio de começar a pensar e agir globalmente.

Somos uma espécie vivendo em um planeta. E esta pandemia nos confronta claramente com os limites do nosso pensamento, cheio de "cada um por si", personalidades e fronteiras imaginárias.

Em todas as histórias que me contavam, sempre havia heróis, amigos dos heróis e vilões. Era tudo uma questão de encontrar cada um deles dentro das histórias. Depois veio a Pixar e me ensinou a técnica de como construir uma história para torná-la interessante e manter o suspense até o final, fazendo o espectador participar, fazendo a história viver. Com *Toy Story* descobri que brinquedos inanimados pensam (quando não há um humano por perto) e são capazes de ter valores como lealdade, justiça, amor. Assim como na Física Quântica, em que os fenômenos observados são sempre condicionados à presença do observador.

Penso em Dory, a amiguinha peixinha de Nemo, com problemas de memória de curto prazo, que se perde no oceano a poucos metros de onde ficava sua casa. E como sofri até que a encontraram!

Hoje, tento seguir esses modelos de história para entender o que está acontecendo nesta pandemia, mas ainda é difícil para mim identificar cada personagem da história que estamos vivendo.

O vilão será o coronavírus? Ou haverá outros que se escondem atrás dessa figura? Pobreza, superlotação nas favelas e miséria são novas? Ninguém as identificou nos últimos 60, 70 anos?

Um ministro da saúde, há 70 anos, disse que "os micróbios são causas ruins para explicar doenças". Ele se referia às condições sociais e de saúde em que se encontra a população vulnerável, que, com certeza, adoecerá.

E os heróis quem são eles? Não tenho dúvidas quando vejo Fernán Quiroz ou Alberto Crescenti, mas eles são os únicos? Certamente há muitos mais, anônimos e muitos amigos dos heróis, em trabalho silencioso, permanente, a trabalhar na ação social, sempre necessária num mundo tão desigual.

Um dos meus netos, Simón, de 11 anos, escreveu, em 2021, e ilustrou uma história que circulou muito nas redes sociais, na Argentina, e que intitulou "Médicos vs. o Coronavírus", em que relata uma luta muito desigual contra um vilão chamado "Supercoronavírus". Os médicos lutam muito até descobrirem o "Superalcoolengel", com o qual se confrontam até conseguirem fazer uma vacina, com a qual o derrotam definitivamente. Esse final feliz e esperançoso deu a todos nós, familiares e amigos, uma nova expectativa sobre como os meninos podem viver e imaginar um mundo melhor.

Como tudo começou? Em 2002, um surto de Síndrome de Pneumonia Atípica Adquirida Aguda apareceu na província de Guangdong (China), causado por um vírus chamado SARS-COV. Após essa epidemia, um segundo salto entre as espécies ocorreu no final de 2003, mas não foi muito grave, devido à baixa afinidade do vírus pelo receptor.

Foi interpretado que o vírus sofre mutação em seu hospedeiro habitual e depois passa para os humanos, por acaso.

Pesquisando o reservatório inicial, verificou-se que habitam morcegos silvestres, um mamífero semelhante aos cães, que são comumente vendidos em mercados para consumo humano. Mas eles também descobriram que têm 90% de identidade genômica com outros, cujo reservatório são os morcegos "ferradura", que acabaram sendo o reservatório natural do SARS-COV.

Esses dados sugeriram aos pesquisadores, já em 2003, que o vírus poderia reaparecer, se fossem dadas as condições certas para sua mutação, amplificação e transmissão, como aconteceu. Mas, embora tenham alertado em alto e bom som, com muitas evidências científicas para apoiar sua afirmação, ninguém ouviu. É por isso que estamos agora do modo como disse o escritor francês André Gide: "Tudo já foi dito, mas como ninguém ouve, é preciso repetir todas as manhãs".

Dizem que o educador americano, Doug Lemov, viajou pelos Estados Unidos estudando as escolas mais difíceis, com as crianças mais vulneráveis, para ver o que faziam os professores que tinham obtido os melhores resultados. Ele compilou essas experiências em um livro chamado *Prática Perfeita*.

Começa seu treinamento com um vídeo de Messi jogando e chutando passes curtos, que ele obviamente já conhece. Por quê? Por que Messi tem que praticar caminhadas? Isso é de grande importância para criar uma plataforma de autoconfiança e auto eficiência. Pratique não apenas o que é difícil para você, mas o que funciona para você, para sentir que você pode.

Talvez, seja uma metáfora para a Argentina: todos querem aplicar a criatividade em todo o processo. E não é assim que funciona. Talvez, a criatividade seja necessária na última milha, mas todo o processo tem que ser feito rotineiramente para acertar. Messi não inventou as regras do futebol. Ele joga 99% como todos os outros e é um gênio em 1%. Ele não tentou fazer gols fazendo a vertical!

E continuo pensando, como seria nossa vida se nosso objetivo, o que queremos maximizar na vida, fosse nos tornar as pessoas mais interessantes do que podemos ser? E a base dessa busca é a confiança que cada uma precisa para crescer, para confirmar que não está sozinho. Como Messi, que continua praticando caminhadas curtas. Devemos nos preparar para quando a quarentena acabar, para ter as conversas inspiradoras que não tínhamos antes?

De onde vem a confiança básica de uma pessoa?

Segundo Erik Ericson (2012), ela decorre da constante atenção e satisfação que a mãe proporciona durante o primeiro ano de vida da criança. Para Bion (2021), trata-se do *Reverie* — a realidade psíquica que a mãe projeta no filho que o prepara para um desenvolvimento harmonioso.

Segundo Pichon Riviere, é a confiança no grupo imediato que faz a mediação entre o homem e seu ambiente e isso permite esse vínculo complexo que faz o homem transformar o mundo.

Em todos os casos, estão envolvidas relações intersubjetivas. Como afirma Humberto Maturana (2010), de onde vem a inovação? Não há realidade independente do observador. Inovar é uma dinâmica relacional com o meio ambiente para a qual existem duas palavras semelhantes: mudança e transformação. Transformação é quando não há mais volta.

Vivemos sempre em gerúndio, um presente contínuo, mas mutável. Existe o que queremos inovar e o que não queremos perder. É algo como uma reflexão nostálgica. E o que não queremos perder? O modo de viver, o cuidado. Não é prejudicar a si mesmo, não prejudicar o outro, não prejudicar o meio ambiente. E isso se chama ética.

E o que é consciência? É perceber!

E o que queremos preservar da vida humana? Ética é aquilo que coloca fronteiras na inovação. É plasticidade comportamental em um mundo em mudança. Não é apenas adaptação. É como me relaciono com o mundo e com o meio ambiente.

Como o isolamento afeta nossa subjetividade?

Estamos preparados para viver com a incerteza, sem que ninguém nos garanta o futuro? Na pandemia do coronavírus, ninguém no mundo estava preparado para enfrentar essa catástrofe. Ninguém sabia como agir. Portanto, enquanto todos aprendemos rapidamente, nosso aparelho psíquico começou a rachar, porque não foi preparado para a intensidade desse isolamento, que dura muito mais do que o esperado.

É muito variado o que acontece no íntimo de cada pessoa. Há pessoas depressivas ou fóbicas que se sentem mais seguras, porque ninguém as questiona, porque estão cumprindo tudo o que lhes é indicado, ou seja, ficam trancadas, porque tudo ficou imóvel. Mas muitos outros estão sobrecarregados com a angústia e as ameaças do meio ambiente.

Nosso olhar psicanalítico nos permite saber que dentro de cada pessoa há um mundo construído com experiências que nem sempre se processam satisfatoriamente e é justamente aí que temos que investigar a singularidade, a característica de cada pessoa.

Quem já viveu situações traumatogênicas anteriores vive agora a iminência de uma catástrofe que seus fantasmas lhes anunciam, confirmando a certeza de que o pior sempre acontecerá.

Uma história de Jean Cocteau (2019) narra a angústia com que um jardineiro diz ao seu príncipe que encontrou a morte e que a morte fez um gesto ameaçador. O jardineiro pede sua ajuda e o príncipe lhe empresta cavalos para fugir para uma cidade distante, chamada Ispahan. À tarde, a morte fala com o príncipe e ele a questiona sobre a ameaça ao seu jardineiro, ao que a morte lhe diz que não foi uma ameaça, mas um gesto de surpresa, já que ele havia planejado encontrá-lo esta noite em Ispahan e ele ficou surpreso ao encontrá-lo tão longe.

Assim como o jardineiro, nessa situação, podemos ler erroneamente as mensagens, de forma a cumprir as profecias que vêm de dentro do nosso aparelho psíquico. E nós os interpretamos como vemos o mundo externo.

Todos nós perguntamos: quando esta situação de incerteza e de medo terminará? Quando poderemos enfrentar nossos fantasmas? Mas ninguém tem a resposta. Não estamos preparados para que não nos deem respostas, ninguém nos disse que ensinar não é encher baldes de ideias, mas, sim, acender fogueiras, para que cada um queime à sua maneira.

Especialistas nos fornecem informações todos os dias. Mas eles não nos dão a resposta que esperamos, a resposta que nos tranquiliza. Eles enchem baldes de informação, não acendem fogos em nós.

Todos nós sempre esperamos respostas ingênuas e lineares. O mundo dos seres vivos tende à sua própria ordem, além de nossos mecanismos de controle. Na realidade, é a nossa ansiedade que nos leva a desenvolver mecanismos para lidar com a incerteza.

Acho que somos como Noé, quando Deus falou com ele para construir a Arca. O dilúvio durou 40 dias e quarenta noites, mas até que pudessem sair da Arca, mais de 300 dias se passaram. E eles encontraram um mundo diferente daquele que eles conheciam. Eles não estavam preparados, mas tiveram que se adaptar.

E de lá para os nossos dias, muitos anos se passaram, muitas epidemias, várias guerras e aqui estamos hoje, com a mesma angústia que Noé deve ter tido, quando desceu da Arca. Como nós, ele também não teve respostas lineares nem tranquilizadoras. As respostas tranquilizadoras devem vir das pessoas que estão em nosso ambiente e com quem compartilhamos os mesmos valores.

Eu quero terminar com uma história curta.

Muitos anos atrás, em uma vila da Europa Central, havia um velho rabino altamente reverenciado por todas as pessoas. Uma vez por ano, ele ia para um lugar na floresta, fazia um belo fogo e, junto com todos os que o seguiram, cantava belas melodias. E eles dizem que Deus gostava tanto do fogo e da melodia que concedeu todos os desejos do povo.

Quando o velho rabino morreu, as pessoas continuaram indo para o local da floresta e cantando as músicas de que se lembravam. Hoje, não sabemos onde fica o local da floresta, nem nos lembramos como era a melodia. Mas sabemos que havia uma melodia e dizem que Deus gosta tanto dessa história que basta que alguém a conte para que Deus atenda a todos os desejos do povo.

Referências Bibliográficas

BION, W. R. **Aprender da Experiência.** São Paulo: Editora Blucher, 2021.

COCTEAU, J. **Les Murs de Jean Cocteau.** São Paulo: Editora Hermé, 2019.

ERICKSON, E. H. **Sociedad y adolescência.** Buenos Aires: Siglo Veintiuno editora, 2012.

LEMOV, D. **Teach like a Champion.** Nova York: Jossey Bass, 2010. Maturana, H. Varela, F.J.A.

CAPÍTULO 7

PANDEMIA DE COVID-19 E FORMAS DE ENFRENTAMENTO – LUTO ANTECIPATÓRIO

José Paulo da Fonseca

Como se já não bastassem nossas perdas e lutos diários pelos mais variados motivos, em 2019, fomos assolados pelo vírus da Covid-19. Totalmente despreparados, tanto científica, quanto comportamentalmente, o mundo teve que sair às pressas em busca de soluções, mesmo que não totalmente definitivas (FRANCO, 2021; ZAMPIERI, 2021).

Vamos retroceder um pouco na história atual, antes de abordar diretamente esse aspecto das perdas e dos lutos por esse novo vírus.

Campbell (2014) sinaliza que nossas crenças são fundamentais para nossa existência. Nós somos o que cremos e isso é o motivo de bem-estar e de sofrimento.

Falar em morte significa falar em perda. Falar em perda não se refere necessariamente à morte. Perdas geram sofrimento e luto. Quanto maior o apego que temos a uma pessoa, uma situação ou uma coisa, maior a dor da separação (BOWLBY, 1992).

Alguns exemplos de perdas: aquelas que são naturais do ciclo vital, separações, doenças, mutilações, movimentos corporais, contatos, suicídios, assassinatos, projetos, acidentes, envelhecimento, emprego/trabalho, morte propriamente dita, dentre tantas outras.

Bowlby (1992) e sua principal assistente, Mary Ainswhort, deixaram-nos farto material a respeito da formação e do rompimento dos vínculos. Importante, então, entender o apego para podermos lidar com a separação.

Precisamos sempre de alguém que nos dê segurança e força para sobreviver. Alguém que nos proteja. Buscamos nos apegar a alguém mais sábio e/ou mais forte.

O amor é o bem que todos buscamos. Os cuidadores são a nossa base segura (PARKES, 2009).

Entender o apego nos fornece instrumentos para lidar com a separação. Para Bowlby (1992), há dois padrões de apego:

1. <u>Seguro</u>

Pais sensíveis e responsivos às necessidades de segurança e de uma base estável da qual o bebê possa explorar o mundo. Ele se afasta "sabendo" que os pais estarão ali para recebê-lo rápida e calorosamente.

1. <u>Inseguro</u>
    a. ansioso/ambivalente: pais muito ansiosos, insensíveis às necessidades dos filhos e desencorajadores. Filhos sofrem quando são separados. Choram e se agarram raivosamente quando os pais retornam.
    b. evitador: pais não expressam sentimentos, não toleram proximidade e/ou punem o comportamento de apego. Quando a mãe se afasta, crianças aparentam indiferença e despreocupação. Quando a mãe volta, as crianças a ignoram.
    c. desorganizado/desorientado: mães geralmente com um luto mal resolvido imediatamente antes ou após o nascimento da criança. Mães geralmente inseguras ou depressivas no pós-parto são menos sensíveis e responsivas ao comportamento do bebê. A criança sente-se impotente para provocar uma resposta na mãe. Mães não se sentem confiantes quanto à sua habilidade para cuidar da criança. O que deveria ser fonte de segurança para o bebê torna-se fonte de alarme.

Pode-se pensar que o apego inseguro seja disfuncional, mas cada um deles tem uma função: o coração tem suas razões.

Luto

Trata-se de um processo natural provocado pelo rompimento de um vínculo. Gera uma série de reações psicológicas, fisiológicas e comportamentais a partir de uma perda iminente ou atual de um ente querido ou algo significativo em nossa vida. Gera sofrimento. E o maior sofrimento, conforme costumo dizer, *é sempre o meu*.

O luto é o custo do amor e o amor é a chave para entender e ajudar as pessoas enlutadas a atravessarem o vale escuro do luto.

Tipos de luto

- Normal.
- Complicado (inibido, adiado, crônico, não autorizado, prolongado, coletivo).
- Antecipatório.

O luto que estamos vivendo na pandemia de Covid-19 é o antecipatório coletivo e individual (FRANCO, 2021). Ele tem várias dimensões: cognitiva, emocional, física, espiritual e sociocultural (KUBLER-ROSS, 1969).

Há basicamente dois tipos de luto gerados pela morte de uma pessoa:

1. Motivado por uma morte súbita: ocorre inesperadamente e desencadeia reações para as quais as pessoas não estão preparadas. Podem causar impactos e consequências mais devastadoras que as por morte anunciada.

Motivado por uma morte anunciada (luto antecipatório): aquela previamente identificável por meio da presença de um conjunto de sinais e sintomas, como nos casos de doenças terminais.

Manifestações do luto, segundo Kluber Ross (1969)

1. Físicas: alterações do apetite, do sono, inquietação, agitação, palpitações cardíacas, exaustão, dores de cabeça, perda do desejo sexual.
2. Emocionais: choque, negação, revolta, culpa, depressão, irritação, solidão, descrença, confusão, medo, aceitação/adaptação, somatizações.
3. Social: isolamento, afastamento, falta de interação, perda da habilidade para se relacionar socialmente.
4. Espiritual: sonhos, impressões, perda ou aumento da fé, desapontamento ou apego com membros da igreja, revolta direcionada para o sagrado.

Cada um vive seu luto de uma forma única e particular. Não existe um modelo único e correto de lamentar ou de lidar com a perda. Isso é culturalmente definido. Não existe também uma estratégia clínica correta e única para empregar com as famílias que experimentam uma perda.

Por outro lado, as famílias vivem diversos processos de luto: o pessoal de cada indivíduo, o luto pela mudança na dinâmica familiar, o luto social, o luto religioso, o luto pela futura perda concreta (aqui está o luto antecipatório).

O significado, os rituais e o processo de enlutamento variam conforme cada sociedade e suas diferenças culturais bem como a circunstância em que a morte ocorre (FRANCO, 2021).

A pandemia de Covid-19

A pandemia tem provocado uma profunda transformação na nossa sociedade em diversos aspectos (FRANCO, 2021; ZAMPIERI, 2021).

Podemos ainda não ter perdido uma pessoa, mas já perdemos muitas coisas: liberdade (poder ir e vir), trabalho, segurança econômica e eventos cancelados dentre tantas outras perdas. Enfrentar a virulência da Covid-19! Como pensar e agir na possibilidade do luto e da morte pode nos ter ajudado, como humanidade, a fazer escolhas e lidar com perdas?

Os ritos de despedida já não podem ser realizados como antes. Atualmente, por questões de saúde pública, há necessidade de isolamento para evitar a possibilidade de contaminação, os caixões são lacrados, os velórios, rápidos e com poucas pessoas. Essas situações podem gerar o desenvolvimento do luto complicado. Há um forte impacto em nossas vidas. Por isso, os rituais precisam continuar sendo adaptados, revistos e ressignificados.

Alguns exemplos que têm sido empregados: estratégias remotas de despedida (vídeo/*on-line*), mandar mensagens em gravações ou escritas aos enlutados e até mesmo ao doente, livro de memorial on-line, escrever mensagens e pedir para um profissional da saúde ler para o paciente, organizar um ritual para algum tempo depois, cultos virtuais, fortalecimento das redes sociais, ajudar os enlutados em seu processo. Podemos e devemos criar outras possibilidades, pois os ritos de despedida são fundamentais. Somos todos mediadores no processo de luto (FONSECA, 2012).

Neste momento, vou rapidamente descrever uma situação (estudo de caso) que tive a honra e o privilégio de poder acompanhar. Uma família, composta por um marido, sua esposa e dois filhos homens jovens adultos.

Tudo começou quando ele, pai e marido, teve um problema cardíaco e foi imediatamente internado para investigação, análise e tratamento. O hospital no qual foi atendido o encaminhou para o Hospital das Clínicas, Instituto do Coração na cidade de São Paulo (Incor), onde permaneceu durante meses à espera de um transplante cardíaco.

Durante todo esse período de espera, eu fazia sessões de psicoterapia on-line com ele. Não podia receber nenhuma visita e os profissionais foram espetacularmente cuidadosos com ele. Seu maior medo era contrair o vírus da Covid-19, o que felizmente não ocorreu, graças aos cuidados recebidos da equipe de saúde. Falávamos toda semana, onde quer que ele estivesse: UTI e corredores do hospital, enlutados.

Ele tinha um pensamento muito saudável e positivo. Naquele período, trancou sua matrícula no doutoramento e começou estudar os alimentos mais adequados para seu estado e editou apostilas a esse respeito. Nossas consultas consistiam em uma escuta ativa sobre tudo o que ele falava, pensava e imaginava. Chegou o momento do transplante e daí não mais pudemos nos falar *on-line*.

Seu caso foi o primeiro e único até o momento, no Incor. Foi publicado em várias revistas e inclusive apresentado no *Fantástico*, programa da rede Globo de televisão. Conviveu durante algum tempo com dois corações, um artificial e outro o recebido pelo transplante. Ele me contava que ouvia dois corações batendo dentro do seu corpo, mas enfrentou a situação de um modo bastante resiliente.

Cirurgias efetuadas, chegou o momento de retirar o coração mecânico e aprender a conviver apenas com o coração recebido em transplante. Ele sempre muito positivo e animado. Semanas depois, já havia recebido alta hospitalar e, em seu Facebook, postava o que fazia: voltou a sair de casa, caminhar e andar de bicicleta, seu prazer maior. Sua principal cuidadora, a esposa, está sempre muito presente e ativa. Atualmente, está bem de saúde e continua sendo acompanhado pelo Incor.

Nos últimos anos, estive estudando profundamente o luto antecipatório, aspecto do luto que até o ano 2000 não se abordava no Brasil. Foquei minha dissertação de mestrado na PUC-SP nesse tema, totalmente inovador para a época. Desses estudos, resultou um livro (ver bibliografia) e muitas aulas, palestras e, principalmente, atendimentos a pacientes, familiares e amigos.

Além de apoio psicológico, meu foco nestes últimos 18 anos tem sido a psico-educação. Acompanhei dezenas de famílias com pacientes em estágio avançado de doenças ou mesmo em estágio terminal. Trabalhei com eles em meu consultório, em suas residências, hospitais, casas de acolhimento, velórios, dentre outros locais. Meu objetivo e, por que não dizer prazer, esteve sempre em poder fazer alguma coisa, por mínima que fosse, para os pacientes e seus íntimos de modo a orientá-los, acolhê-los e auxiliá-los em suas questões e seu sofrimento.

Um aspecto que muito me sensibilizou foi aquele ligado à religiosidade. Sem querer interferir, mas me inserindo nas crenças religiosas dos pacientes, pude fazer também um trabalho nesse sentido. E confirmei: "somos o que cremos", como Campbell (2014) já havia descrito.

Pude acumular e compartilhar muitas experiências com quem necessitar tratar desse difícil, porém inevitável assunto: a morte.

Para muitos, o luto não termina. Lembranças, fotos, filmes, roupas, a casa onde moraram e tantos outros aspectos que nos fazem, vez ou outra, lembrar que aquela pessoa não está mais fisicamente conosco. Mas podemos estar com elas em nossos corações e lembranças.

Vamos analisar quais os principais procedimentos que podemos adotar diante de uma situação de morte iminente: reconhecer e validar o luto (legitimar), ajudar o enlutado (paciente, familiares, amigos) dar-se conta da perda, incentivar redes de apoio, ajudá-los a identificar e expressar seus sentimentos, facilitar o reposicionamento emocional com relação à pessoa que se encontra na iminência da perda, entender e lidar com esses comportamentos, oferecer apoio continuado, reconhecer potencialidades e recursos internos, adaptabilidades, flexibilidades, examinar e ajudar a elaborar defesas para lidar com o problema, identificar o grau de problema e encaminhar. Para isso, precisamos ter empatia, escuta ativa, compaixão e saber silenciar (FONSECA, 2012).

Não há um luto brasileiro, pois, como já dissemos, o luto é culturalmente definido.

Há um processo dual para intervenções:

- orientação para a elaboração das perdas vividas, processos internos, sentimentos;
- orientação para a restauração, readaptação na vida sem a pessoa que morreu.

Esses dois processos coexistem. Não é um OU outro, mas, sim, um E outro.

Para Servan-Schreber (2011), pode-se dizer adeus mais de uma vez.

Segundo Lindemann (1944), Rando, (2000), Fonseca (2012), o luto antecipatório é um fenômeno multifocal:

- psicológico (intrapsíquico, individual e subjetivo);

- interacional: que envolve o paciente, o sistema familiar, os amigos e a equipe de saúde. Especial atenção deve ser dada ao cuidador.

O luto antecipatório provê os membros da família de tempo para, gradualmente, absorver a realidade de uma perda iminente (FONSECA, 2012).

As intervenções realizadas durante o luto antecipatório podem prevenir o desenvolvimento de problemas no luto pós-morte (RANDO, 2000).

Num filme muito sensível de alguns anos atrás chamado *Quatro casamentos e um funeral*, um marido fez questão de ler um poema denominado *Funeral Blues*, de W. H. Auden, em seu discurso de despedida ao amado companheiro, diante de seu caixão.

Eis o poema:

Parem todos os relógios, desliguem os telefones,
jogue-se aos cães um osso para que eles parem de ladrar.
Silenciem os pianos e, com toque de tambor, tragam o caixão e deixem os enlutados vir.
Voem em círculos os aviões escrevendo no céu a mensagem "Ele está morto".
Ponham laços nos pescoços brancos das pombas.
Usem os policiais luvas pretas de algodão.
Ele era meu Norte, meu Sul, meu Leste, meu Oeste,
minha semana de trabalho e meus domingos de folga,
meu meio-dia, minha meia-noite, minha fala, minha canção.
Eu pensava que o amor fosse eterno: enganei-me.
As estrelas não são mais necessárias agora.
Dispensem todas. Embrulhem a lua e desmantelem o sol,
despejem o oceano e varram fora os bosques, pois nada mais agora pode servir.

Referências Bibliográficas

AUDEN W. H. **Poema *Funeral blues*.** (Filme quatro casamentos e um funeral). Reino Unido, 1994.

BOWLBY, J. **Formação e rompimentos dos laços afetivos.** São Paulo: Ed. Martins Fontes, 1992.

CAMPBELL, J. **O PODER DO MITO (sobre crenças).** São Paulo: Ed. Palla Athena, 2014.

FONSECA, J. P. **Luto Antecipatório.** São Paulo: livro Pleno, 2012.

FRANCO, M. H. P. **O luto no século 21.** São Paulo Summus Editora, 2021.

KUBLER-ROSS, E. **Sobre a Morte e o Morrer.** São Paulo: Ed. Martins Fontes, 1969.

PARKER C. M. **Amor e Perda (As raízes do luto e suas complicações).** São Paulo: Summus Editora, 2009.

RANDO, T. A. (org.). **Clinical dimensions of anticipatory mourning.** Illinois: Research Press, 2009.

SARAMAGO, J. **As intermitências da morte.** São Paulo: Cia das Letras, 2005.

SERVAN SCHREIBER. **Podemos dizer adeus mais de uma vez.** São Paulo: Ed. Fontana, 2001.

CAPÍTULO 8

PERDAS E LUTO: REINVENTANDO A VIDA

Célia Maria Ferreira da Silva Teixeira

É impossível conhecer o homem sem lhe estudar a morte, porque, talvez mais do que na vida, é na morte que o homem se revela. É nas suas atitudes e crenças perante a morte que o homem exprime o que a vida tem de mais fundamental.
(Edgar Morin)

A cada dia vivemos perdas significativas, quer seja pela morte de alguém querido, quer seja por algo que perdemos e nos impactou causando sofrimento. Toda perda nos impõe a necessidade de nos adaptarmos à nova situação.

Ficamos enlutados pelas perdas que vivenciamos ao longo de nossas vidas. Da infância à velhice acontecem perdas que marcam cada etapa da vida. Há perdas advindas das transformações do corpo que colocam limites, como na fase da velhice. Há perdas de sonhos, de ilusões, de lugares, de papéis que desempenhávamos e nos fazia ser reconhecidos na sociedade. Há perdas de relacionamentos por opção ou circunstância. Há perdas ainda geográficas, de cidades, de país que marcam profundamente a história de uma pessoa.

São inúmeras perdas, planos, expectativas de futuro, de bens materiais, da imagem corporal, perda da tranquilidade e do mundo que conhecíamos. Portanto, na trajetória do ciclo de vida perdemos coisas, situações e pessoas. Inevitavelmente, estávamos ancorados em vínculos que um dia, foram rompidos.

Mas, de todas as perdas, a morte de um ente querido é a mais avassaladora experiência que alguém pode vivenciar. A morte de um ente querido torna-se uma experiência emocional devastadora, que provoca uma mistura de estresse, tristeza, solidão, ansiedade, culpa e saudade. O estresse intenso pode comprometer o funcionamento psicológico por um longo período, podendo resultar em transtorno depressivo, debilidade geral e Transtorno do Estresse Pós-Traumático (PARKES, 1998).

É muito difícil pensar na morte, porque não fomos educados para esse enfrentamento. Não temos uma educação para a morte. Não obstante tal constatação, vive-se morrendo, como apregoa o poeta Fernando Pessoa (1935, p. 31): "O próprio viver é morrer, porque não temos um dia a mais na nossa vida que não tenhamos, nisso, um dia a menos nela".

Sabemos que a morte é a única certeza da vida, contudo, esse assunto é um tabu, ficando à margem de nossas conversas até que um dia as coisas começaram a mudar. A tragédia da Covid-19 adentrou na vida de muitas famílias em todo o mundo, trazendo a concretude da morte para mais perto de todos.

Essa nova realidade nos forçou a incorporar um elemento de aproximação em que não estávamos habituados a pensar. Morte e luto passaram a ser assuntos do cotidiano, apresentados a qualquer hora do dia ou da noite, entrando em nossas casas pelos meios de comunicação, sem pedir licença.

Tudo passou a ser muito impactante, à medida que os temas como morte/luto não são incorporados em nossa cultura como parte da vida e não pudessem habitar todos os espaços, todos os segmentos de uma sociedade que passou a ser amedrontada pelo risco de deixar de existir.

Ao falarmos de morte, inevitavelmente, falamos de luto.

Luto é um tema universal. Em qualquer parte do mundo, perde-se e vive-se o luto. Ele é expresso de formas diferentes, de acordo com a cultura e seu sistema de crenças.

Luto é uma resposta natural e esperada após uma perda importante, que pode ser decorrente de:

- morte;
- afastamento;
- perda da capacidade física ou psicológica;
- ambiente conhecido — casa, cidade, país;
- experiências que envolvem mudanças e origem da pessoa numa reorganização interna e externa (INSTITUTO 4 ESTAÇÕES, 2007).

A pandemia da Covid-19 trouxe muitas perdas que levam a lutos diversos. Perdemos a rotina com a qual estávamos habituados, perdemos o contato físico com nossos amigos e familiares queridos. Perdemos a proximidade física, tão necessária a nossas vidas, perdemos o toque. Tudo isso acarretou experiências dolorosas de lutos.

A tragédia chegou sem avisar, sem planejamento e trouxe uma grande exigência: fazer com que cada pessoa, independentemente de classe social, etnia, gênero, nível de instrução, idade, criasse outras formas de aproximação, redimensionasse o tempo e se aventurasse em descobrir novos sentidos para cada dia de sua vida.

A pandemia provocou a quebra de nossas certezas, a quebra de nosso mundo presumido (PARKES, 1988), apontando para a fragilidade do ser humano. O mundo presumido é um construto interno que torna a experiência de perda muito singular para cada pessoa. Aquele mundo que tínhamos internamente, que nos dava senso de previsibilidade à nossa sobrevivência.

Somos seres relacionais e agora as relações são um perigo. Como podemos renunciar àquilo que nos define como humanos? E nós, como ficamos? Como estamos? O que temos descoberto?

O cenário da pandemia potencializou muito sofrimento, exigindo muitas ações em prol da saúde mental da população. O impacto da pandemia da Covid-19 na saúde mental da população desencadeou reações diversas nas pessoas. Desde reações normais e esperadas de estresse agudo, devido à necessidade de adaptações à nova rotina, até agravos mais profundos no sofrimento psíquico.

Percebe-se até o momento que os efeitos da pandemia têm provocado inúmeros eventos complicadores para a saúde mental das pessoas.

Há evidências científicas sinalizando aumento de casos de tentativa de suicídio e de suicídios, após eventos extremos e traumáticos. Pesquisadores e profissionais da área de saúde registraram mais preocupação com a possibilidade de aumento na ocorrência de comportamento suicida em tempos de pandemia.

É importante conhecer a expressão comportamento suicida, tendo em vista que o tema suicídio ainda permanece carregado de tabu e preconceito em nossa sociedade. Comportamento suicida compreende a ideação suicida, o plano suicida, a ameaça suicida, a tentativa de suicídio e o suicídio. Nem sempre é possível identificar em que momento uma pessoa em sofrimento se encontra.

Mudanças de comportamento podem ser indicadores de sinais de alerta para suicídio, tais como:

- isolamento afetivo e sentimento de solidão;
- sentimento de desamparo e desesperança;

- autodesvalorização;
- aquisição de meios para morrer;
- crise existencial;
- exposições frequentes a situações de risco;
- casos de suicídio na família ou de pessoas próximas.

Precisamos saber identificar em que momento a pessoa se encontra no processo de sofrimento de forma a poder ajudá-la. Quem busca fazer algo contra ela própria, vive um grande sofrimento psíquico. Tem sentimentos de desesperança, desespero, sentimento de desamparo e, muitas vezes, depressão.

Suicídio é um fenômeno complexo e multifatorial. Um problema de saúde pública, assim denominado pela OMS em função da magnitude do fenômeno, do potencial de gravidade e da possibilidade de controle.

Um estudo realizado na Austrália (DEADY et al., 2020) identificou a relação entre desemprego, suicídio e a Covid-19. Destaca a importância de um plano para prevenção que deve incluir cuidados na crise, com acesso aos serviços de assistência em saúde mental.

Por sua vez, um estudo apresentado no *Journal of Medical Internet Research*, de julho de 2020, evidencia um aumento de insônia resultado do impacto da pandemia na população, usando indicadores como insônia, depressão e suicídio. Os países que apresentaram aumento maior foram Irã, Espanha, EUA e Itália. O *Psychiatry Research*, em estudo realizado nos EUA, em 2020, identificou a prevalência de sentimento de solidão, devido ao isolamento social e a relação entre depressão e ideação suicida.

Um outro estudo de 2020, realizado na Colômbia pelos pesquisadores Caballero-Dominguez, Villamizar e Campo-Arias, evidencia a presença de alto risco de suicídio, observado durante o período de confinamento naquele ano. O estudo também mostra a correlação entre alto risco de suicídio e depressão na pandemia.

Outro aspecto ainda que merece nossa atenção refere-se ao fato de que uma morte por suicídio pode provocar muitos sentimentos nos sobreviventes do suicídio. Esse é a expressão usada para designar todas aquelas pessoas que foram afetadas emocionalmente pela morte de alguém.

O impacto do suicídio nos parentes, amigos, colegas de escola, colegas de faculdade e colegas de trabalho evoca muitos sentimentos, como culpa, vergonha, busca incessante do motivo da morte, sentimentos intensos de responsabilidade, rejeição e abandono. Sem uma ajuda apropriada, o sobrevivente e, especialmente, as crianças, podem experenciar um luto denominado de luto traumático ou complicado (WORDEN, 1998).

Muitas vezes, amigos e familiares que, usualmente, dariam apoio e ajuda ao enlutado por outras causas afastam-se e não sabem o que fazer, contribuindo ainda mais para a sensação de isolamento e abandono vivenciados pelos sobreviventes (SCAVACINI, 2018).

Situações inesperadas e impactantes, como o suicídio, e situações traumatogênicas, como as de desastres e pandemia, envolvem muitas perdas individuais e coletivas (sociais).

Um desastre desencadeia vários tipos de mortes. Morte concreta e morte de si mesmo em vida (mutilações, deformidades). Perdem-se pessoas queridas e coisas materiais, tudo que resultou de conquistas durante muitos anos. Perde-se também a identidade com a perda do lugar, de referências que foram construídas desde muito tempo. Perde-se também a dignidade como ser humano. Perde-se a confiança e a esperança na existência.

A vivência de muitas perdas e consequentes lutos faz crescer a sensação de vulnerabilidade e a falta de confiança no futuro. Segundo Bowlby (2004), há o rompimento de vínculos afetivos.

Existem diferentes tipos de lutos, a depender do tipo de perda e das características da pessoa enlutada. Luto normalmente envolve uma ampla gama de sentimentos (choro, tristeza, desamparo) e comportamentos comuns, após uma perda. Um outro tipo de luto que merece atenção especial refere-se ao luto complicado, quando as reações de luto se dão de modo diverso do esperado ou, contrariamente, estão ausentes. Por sua vez, o luto antecipatório é outro tipo de luto ainda, em que o processo de enlutamento ocorre em antecipação a uma morte iminente e inclui sintomas do luto normal pós-morte (WORDEN, 1998; FRANCO, 2000; FONSECA, 2004).

Não são todas as pessoas que necessitam de suporte psicológico de profissionais em situações de luto. Pessoas enlutadas que apresentam reações exacerbadas de luto, com uma fraca rede de contatos sociais, que são isoladas e que apresentam algum transtorno psicológico não tratado, precisam de suporte psicológico.

Aos sobreviventes enlutados por perdas e mortes em situações de desastres, é necessário oferecer ajuda que envolva ações acolhedoras e empáticas, às quais reagem muito bem, principalmente quando os profissionais oferecem contato visual, parecem calmos e sintonizados com eles e mostram ser realmente capazes de ouvir.

Identificamos algumas ações importantes a serem desenvolvidas com os sobreviventes de um desastre:

- mostrar entendimento;
- ter interesse e compreensão demonstrados por preocupação genuína;
- predispor-se a uma escuta ativa;
- permitir o silêncio, que pode estimular a elaboração;
- manter contato visual, com expressões faciais e concordância com a cabeça;
- parafrasear;
- refletir sentimentos;
- permitir a expressão das emoções.

Outro aspecto importante a considerar diz respeito à conduta de quem pretende oferecer ajuda. Algumas recomendações que devem ser observadas sobre o que se pode ou não se pode dizer (INSTITUTO 4 ESTAÇÕES, 2007).

Pode

- Essas reações são naturais (normais) para um desastre.
- É compreensível que você se sinta assim.
- Você não está ficando louco.
- Não foi culpa sua; você fez o melhor que pôde.
- As coisas podem não ser mais do jeito que eram, mas você vai se sentir melhor do que agora.

Não pode

- Poderia ter sido pior.
- Você sempre pode conseguir outro(a): cachorro, gato, carro, casa.
- É melhor se você se mantiver ocupado.
- Eu sei exatamente o que você está sentindo.
- Você precisa continuar a sua vida.
- Bola para frente.

Importa também dar um destaque especial a todos os profissionais que prestam ajuda humanitária às pessoas em sofrimento em decorrência de tragédias, desastres e pandemias. Ações que promovam o autocuidado físico e mental se fazem necessárias (ZAMPIERI, 2021).

A nova realidade que se apresenta, com situações de perdas inesperadas e impactantes exige muitas mudanças e adaptações. É preciso aprender a ser na nova rotina da vida. Não obstante existir muito sofrimento e profunda saudade, a experiência de perda pode ser vivida como uma possibilidade de crescimento, de como nossas respostas à vida podem indicar formas de construir um novo entendimento do mundo. Nossa história com a pessoa morta continua, acrescida de novos acontecimentos, reveladores de que continuamos sempre juntos. Encontramo-nos nas lembranças internalizadas, nos gestos que copiamos e nos afetos que validam laços construídos para sempre.

O tempo, com certeza, não cura todas as feridas, mas oferece novas perspectivas, experiências e conexões, que podem ajudar as pessoas a criar um novo significado e propósito em suas vidas. Com o tempo, poderemos integrar a experiência traumatogênica aos capítulos de nossas vidas individuais e compartilhadas, fortalecendo as conexões relacionais que são importantes para nós: como as famílias nas quais nascemos, aquelas que escolhemos e nossas comunidades mais amplas.

Referências Bibliográficas

BOWLBY, J. **Perda** – Tristeza e Depressão. São Paulo: Martins Fontes, 2000

CABALLERO-DOMÍNGUEZ, C.; JIMÉNEZ-VILLAMIZAR, M. P.; CAMPO-ARIAS, A. **Suicide risk during the lockdown due to coronavirus disease (COVID-19) in Columbia.** Death Studies: Santa Marta, Colombia, 2020.

DEADY, M. *et al.* **Unemployment, suicide and covid-19:** using the evidence to plan for prevention. UNSW, Sydney: NSW, 2020.

ESTAÇÕES INSTITUTO DE PSICOLOGIA. **Atenção e Intervenção em Crises de Emergência Pós-desastre.** Apostilas Módulos I e II. São Paulo: 2007.

FONSECA, J. P. **Luto Antecipatório:** As experiências pessoais, familiares e sociais diante de uma morte anunciada. Campinas: Livro Pleno, 2004

FRANCO, M. H. P. (org.). **A intervenção psicológica em emergência:** Fundamentos para a prática. São Paulo: Summus, 2015.

LIN, Y-H.; CHIANG T.; LIN, Y-L. **Increased internet searches for insomnia as a sensitive indicator for global mental health during the COVID-19 pandemic.** Taiwan: JMIR Publications, 2020

PARKES, C. M. **Luto:** estudos sobre a perda na vida adulta. São Paulo: Summus, 1998.

PSYCHIATRY RESEARCH. **Three months of loneliness during the COVID-19 lockdown.** Arizona (USA): Elsevier B.V., 2020.

PESSOA, F. **Obras em prosa.** Oragnização, introdução e notas de Cleonice Berardinelli. Rio de Janeiro: Nova Aguillar, 1998.

SCAVACINI, K. **Porque precisamos falar sobre o suicídio.** Histórias de sobreviventes de suicídio. São Paulo: Benjamin Editorial, 2018.

WORDEN, J. W. **Terapia do Luto:** Um manual para o profissional de saúde mental. Porto Alegre: Artes Médicas, 1998.

ZAMPIERI, A. M. F. Somos construtores da saúde emocional na pandemia. *In:* SANCHEZ, J.; BORDA, J. C. **O vírus da incerteza.** São Paulo: Matrix, 2020 (p. 29-37).

CAPÍTULO 9

TRAUMA PSICOLÓGICO EM TEMPO DE TERAPIA

Maria Cecilia Veluk Dias Baptista

Apresentamos aqui alguns conceitos e as diferenças entre os termos: eventos traumatogênicos, incidentes críticos, trauma e transtornos de estresse pós-traumático (TEPT). Percebe-se que os sofrimentos causados por situações adversas e críticas podem produzir rupturas temporais do equilíbrio psiconeurobiológico. Este capítulo ressalta a importância de identificar as alterações, individuais e coletivas, causadas pela situação traumática e algumas formas de prevenção, para que esses eventos não se transformem em TEPT.

Os eventos traumatogênicos são situações com potencial para causar sofrimento, com fortes reações emocionais, cognitivas, físicas, comportamentais e espirituais para quem os vive e são capazes de corromper o psiquismo a ponto de adoecê-los.

A exposição a eventos traumatogênicos pode acontecer por vivência direta, testemunhando-se o evento acontecer com outra pessoa, tomando-se conhecimento de trauma violento ou acidente que aconteceu com alguém próximo, sendo exposto de forma repetida ou extrema a elementos aversivos de um evento traumatogênico, como as fotos de guerra, cenas de um crime e imagens de uma tragédia, entre outros.

São considerados incidentes críticos as situações de catástrofes naturais, tais como incêndio, inundação, terremoto; as alterações do meio ambiente, como poluição, contaminação; os contextos sociopolíticos, tais como crises econômicas, tortura, sequestros, roubos, assassinatos, violências e ofensas, litígios e lutos difíceis. Em qualquer idade adulta ou na infância, esses eventos causam sofrimento emocional, comprometendo a qualidade de vida das pessoas.

Dependendo de como a pessoa lida com esses eventos, pode prejudicar o funcionamento natural do cérebro, causando traumas emocionais. É como se o cérebro "congelasse" a experiência difícil, fazendo com que o sofrimento permaneça presente, em outros momentos da vida daquela pessoa.

Trauma, palavra de origem grega, quer dizer *ferida*. Trauma psicológico é definido como uma experiência emocional intensamente desagradável que pode causar distúrbios psíquicos, deixando uma marca duradoura na mente do indivíduo.

Partindo dessa definição, trauma não é o que acontece no exterior da pessoa, mas é o que acontece *dentro* dela. Trauma é similar a uma ferida difícil de cicatrizar, que faz com que a marca da dor e do medo fiquem e que são revisitados sempre que há a aproximação de alguma situação semelhante. Os eventos inesperados, ameaçadores, complexos e sem controle causam um estado de medo, pois ameaçam a vida.

No mundo atual, esses eventos inesperados permeiam constantemente nossas vidas, como desastres naturais, exposição à violência, a acidentes, a doenças graves, à perda súbita de pessoas queridas e a outras tantas que provocam altos níveis de estresse. Esses eventos traumatogênicos, que ocorrem uma ou poucas vezes de forma pontual, que causam marcas profundas e duradouras para algumas pessoas, são os traumas simples.

Porém, algumas experiências de infância, tais como negligência, trauma pré-natal ou perinatal, perda de pessoa significativa durante os primeiros anos da infância, abuso físico, sexual ou emocional pode levar aos chamados traumas de desenvolvimento.

Esse tipo de trauma pode gerar o não amadurecimento adequado do sistema nervoso, para a idade, sendo causador de mudanças duradouras e atrasos na maturação física, comportamental, na capacidade de pensar e de lidar com emoções e danos na socialização.

Dependendo da idade, se o abuso for grave e se ocorrer repetidas vezes, o cérebro da pessoa poderá ser fisicamente danificado. As consequências são de manter-se emocionalmente entorpecida ou dissociada e, socialmente, manter-se isolada ou em constante conflito. Dessa forma, pode ocorrer a destruição completa ou parcial do aparelho mental em desenvolvimento, ou até mesmo já desenvolvido, e do senso de identidade.

Há também os traumas transgeracionais que passam através das gerações. A experiência traumática em uma determinada geração poderá ser transmitida por sintomas e comportamentos de sobrevivência ao trauma para os filhos, que então podem passá-los para as gerações futuras.

Tanto os traumas de desenvolvimento, quanto os transgeracionais são considerados traumas complexos, pois não surgiram por eventos pontuais, mas, ao contrário, são constantes e ocorrem de maneira repetida na vida da pessoa.

Como vivenciamos os eventos traumatogênicos?

A pessoa vive o evento, o impacto que ele causou e, em seguida, surgem as consequências que esse evento ocasionou em cada pessoa e na coletividade. O que causará um trauma é o modo como ele está sendo conduzido individualmente e no grupo social atingido por esse incidente crítico.

O cérebro regula, ativa e conserva energia, essas são algumas de suas capacidades. Situações difíceis e eventos traumatogênicos desregulam o cérebro. A função do cérebro é regular as emoções e o corpo, integrar os conteúdos vividos. O trauma deve ser entendido no contexto da experiência individual do evento. O tempo pode ser suficiente para que o cérebro processe e acomode a experiência, sendo assim, os sintomas poderão desaparecer e a pessoa retomar a sua vida normalmente.

Porém, as vivências traumáticas podem causar sofrimentos que produzirão rupturas temporais do equilíbrio psiconeurobiológico, levando a disfuncionalidades a curto, médio e longo prazos.

Tomando-se, como exemplo, uma vivência de luto por morte trágica do pai, o filho dessa pessoa, provavelmente, ficará com insônia, dificuldade de concentração, intensa tristeza. Porém, de acordo com a maneira como for encarado esse evento, essa pessoa poderá ou não, com o passar do tempo, recuperar-se e dar continuidade à sua vida.

A experiência vivida de alto impacto e estressante dá uma informação ao cérebro que é mantida neurologicamente em seu estado perturbador. A situação traumatogência leva um tempo para ser elaborada. Ela fica registrada como memória traumática, que será deflagrada por estímulos internos e externos, expressando-se em forma de pesadelos, *flashbacks*, pensamentos intrusivos, dentre outros; além de regressão da idade, sensações físicas e emocionais, como se fossem ocorrências no *aqui* e *agora*.

Quando o trauma é desencadeado, o indivíduo pode regredir para estados primitivos de medo, reagir agressivamente ou ficar paralisado e não ser capaz de avaliar o nível de ameaça.

As reações ao mesmo evento variam de pessoa a pessoa. Alguns sintomas possíveis são: aumento rápido da frequência cardíaca ou dificuldade para respirar, suores frios, formigamento, tensão muscular; constrição no corpo e estreitamento das percepções, dissociação ou negação, sentimento de impotência, imobilidade e congelamento, hipervigilância, imagens intrusivas ou *flashbacks,* sensibilidade extrema à luz e ao som, hiperatividade, respostas emocionais e de susto exageradas, pesadelos e terrores noturnos, mudanças abruptas de humor; incapacidade de amar, nutrir ou criar laços com outras pessoas; medo de morrer, automutilação, perda de crenças sustentáveis (espirituais, religiosas, interpessoais); incapacidade para assumir compromissos, fadiga crônica ou energia física muito baixa; problemas do sistema imunológico, doenças psicossomáticas, depressão, alienação e isolamento; dificuldade para dormir, ataques de pânico, ansiedade e fobias, comportamentos de dependência: comer demais, beber, fumar, usar drogas, atividade sexual exagerada ou diminuída; amnésia ou esquecimento.

Os sintomas citados acontecem devido às alterações cerebrais. Após um evento traumático, as regiões do cérebro que mais provavelmente vão mudar são as seguintes.

- A amígdala, que é projetada para detectar e reagir a pessoas, lugares e coisas em ambiente que pode ser perigoso. Ela é importante para a segurança e sobrevivência. No pós-trauma, ela pode tornar-se ainda mais elevada, em sintonia com as ameaças potenciais no meio ambiente, monitorando de perto seu entorno, para se certificar de que estão seguros e ter fortes reações emocionais a pessoas, lugares ou coisas que podem ser ameaçadoras ou que lembrem o trauma.

- O córtex pré-frontal medial, que ajuda a controlar a atividade da amígdala e está envolvido na aprendizagem de que pessoas ou lugares que eram anteriormente ameaçadores agora são seguros. No pós-trauma, a conexão entre a amígdala e o córtex pré-frontal medial pode ficar prejudicada; pode levar a elevações persistentes do medo e da ansiedade sobre pistas que lembrem pessoas ou situações do trauma que foram experimentadas durante o evento.

- Outra área afetada do cérebro é o hipocampo, que está envolvido na aprendizagem e na memória. No pós-trauma, as pessoas poderão ser incapazes de reter informações sobre como perceber se uma situação é segura e outra perigosa, levando-as a vivenciar situações inofensivas como assustadoras.

O trauma tem o poder de alterar o sistema nervoso central. Impacta a forma como processamos a memória e nos deixa altamente reativos a qualquer estímulo que possa imitar a experiência original. A forma como o trauma influencia o desenvolvimento do cérebro será diferente para cada pessoa.

Por que diversas pessoas vivem eventos traumatogênicos e não desenvolvem TEPT?

Os seres humanos são uma espécie com alta capacidade adaptativa e muito resilientes, isto é, têm a capacidade de renascer da adversidade fortalecidos e com mais recursos. A vantagem da resiliência é a possibilidade de as pessoas conseguirem assumir e curar suas feridas e dar continuidade a suas vidas de maneira plena.

> É um processo ativo de resistência, reestruturação e crescimento em resposta à crise e ao desafio. A capacidade de superar os golpes do destino ultrajante, desafia a sabedoria convencional da nossa cultura: de que o trauma precoce ou grave não pode ser desfeito; de que a adversidade sempre prejudica as pessoas, mais cedo ou mais tarde e de que os filhos de famílias perturbadas ou "destruídas" estão condenados... (WLASH, 2005, p. 74).

A resiliência individual é uma construção entre a natureza, a educação e o suporte dos relacionamentos de apoio. Se estamos por perto de pessoas que nos amam, confiam em nós, cuidam de nós, dão suporte quando estamos sofrendo, temos mais possibilidades de ressignificar o evento crítico.

Para o desenvolvimento do processo de resiliência, são decisivos os vínculos intersubjetivos. Segundo Bowlby (2002), ter um desenvolvimento com um apego seguro com as interrelações entre apego e sustentação, desenvolve indivíduos mais capazes de enfrentar situações adversas. Esse conceito de segurança e apego refere-se à confiança básica nos outros e à percepção do indivíduo sobre seus próprios recursos e efetividade deles.

Uma pessoa de qualquer idade, que sente confiança em uma figura de apego, sente-se relaxada e usa seus recursos para viver bem a vida. Uma pessoa que esteja preocupada com seus vínculos de apego não alcança funcionamento ótimo.

Portanto, precisamos considerar que os eventos traumatogênicos são estressores para os indivíduos, geram experiências emocionais, e levam a alterações bioquímicas. A partir desse momento, dependendo das condições individuais de cada um, a reação poderá ser diferente. Para alguns, por serem mais resilientes, terem repertório de recuperação ou receberem apoio para conseguirem seu reequilíbrio emocional, conseguirão elaborar o trauma e se recuperar. Porém outras pessoas não conseguirão passar pelo processo descrito e desenvolverão o transtorno de estresse pós-traumático (TEPT).

Como prevenir o TEPT?

Após a(s) situação(ões) estressante(s) e traumatogênica(s), o indivíduo vive com o seu sistema nervoso muito diferente do que antes dessa(s) vivência(s). Todas as sensações e sintomas criam um caos interior, sua espontaneidade fica comprometida. As tentativas de controle emocional geram alterações fisiológicas e físicas, muitas vezes, levando a doenças crônicas e autoimunes. O psicológico e o corpo continuam na tentativa de se defender do perigo que já está no passado.

A recuperação é a possibilidade de pôr fim a esse estado de alerta contínuo para a ameaça passada e restaurar a segurança de todo o organismo. As estratégias para que a pessoa tenha uma recuperação de seu bem-estar e equilíbrio emocional podem ser ações preventivas, evitando-se que o TEPT se instale. Torna-se necessário, segundo Ana Maria Fonseca Zampieri (2011), a criação de espaços, onde as pessoas que viveram eventos traumatogênicos recebam informação e orientação sobre essa vivência, onde poderão falar da situação e de seus sentimentos. Um espaço em que possam receber psicoeducação, que são imprescindíveis para incentivar a aprendizagem de exercícios de autocalma, exercícios de autorregulação para melhorar e estabilizar as condições psicológicas; onde possam receber apoio emocional para aumentar a capacidade de enfrentamento; onde aprendam a prática de *mindfulness*, pois a atenção plena permite criar um estado de paz e tranquilidade; onde haja o incentivo à prática de exercícios físicos e yoga.

Como tratar o TEPT?

O TEPT é uma síndrome que se caracteriza pela exposição a evento traumático que envolva morte ou ferimento grave, reais ou ameaçados ou um risco à integridade física, própria ou de outros, sendo que a resposta envolve intenso medo, impotência ou horror. Outros critérios incluem revivências persistentes do evento traumático, esquiva persistente de estímulos associados ao trauma, entorpecimento da reatividade geral e sintomas de continuada excitabilidade. A duração da perturbação deve ser superior a um mês.

O TEPT pode ser agudo, se a duração dos sintomas for de menos de três meses; crônico, se os sintomas durarem três ou mais meses; de início tardio, se os sintomas começarem após seis meses do evento traumatogênico.

Desde 1980, o TEPT foi colocado na Classificação Internacional de Doenças (CID-10: F 43.1) como um diagnóstico psiquiátrico válido. Estabeleceu-se que muitos dos sintomas que ocorriam após o trauma poderiam ser duradouros ou até permanentes, causadores de sofrimento significativo.

Ao longo das últimas décadas, tem surgido inúmeros estudos, que estão construindo muito conhecimento sobre o estresse pós-traumático, seus impactos, a fenomenologia, a neurobiologia e o tratamento desse transtorno.

Van Der Kolk (2020, p. 58) explica:

> Aprendemos que o trauma não é apenas um trauma que ocorreu no passado; é também a marca que essa experiência deixou na mente, no cérebro e no corpo. Marca com consequências duradouras na maneira como o organismo humano consegue sobreviver no presente. O trauma provoca uma reorganização fundamental do cérebro e da mente administrarem suas percepções. Ele modifica não só o modo como pensamos e o que pensamos como a própria capacidade de pensar...

Para que a pessoa com TEPT possa retornar à vida anterior à situação traumática, ela precisa aprender que o perigo, o elemento estressor passou, que, portanto, deve viver a realidade do momento atual, viver o momento presente.

Com os aprofundamentos realizados nesse assunto, foram sendo desenvolvidos novos enfoques para tratamento do TEPT, abordagens metodológicas diferentes, mas buscando o mesmo objetivo da recuperação mais natural, para lidar e ajudar os indivíduos a enfrentar as reações pós-exposição a situações traumáticas.

A seguir, alguns deles.

- **Experiência somática:** o método *Somatic Experiencing* é um método orientado para o corpo, abordagem para a cura de traumas e outras doenças de estresse. É um trabalho do Dr. Peter A. Levine (1999), resultado de seu estudo multidisciplinar de fisiologia do estresse, psicologia, etologia, biologia, neurociência, práticas indígenas de cura e biofísica médica.
- **Investigação compassiva:** é uma abordagem psicoterapêutica criada pelo Dr. Gabor Maté (2011), que revela o que está sob a aparência que apresentamos ao mundo. Cliente e terapeuta revelam o nível de consciência, clima mental, suposição, ocultações,

memórias implícitas e estados corporais que formam a mensagem real que as palavras expressam e escondem. Por meio de investigação compassiva, o cliente pode reconhecer o inconsciente que dirige suas vidas e como libertá-los a partir deles próprios.

- **Dessensibilização e reprocessamento do movimento ocular (EMDR):** trata-se de uma terapia estruturada, desenvolvida por Francine Shapiro (2007), que incentiva o paciente a se concentrar brevemente na memória do trauma, enquanto simultaneamente é realizada a estimulação bilateral (tipicamente movimentos dos olhos), que está associado a uma redução na vivacidade e na emoção associada ao trauma e suas recordações.

- **Terapia de Sistemas Familiares Internos (IFS):** abordagem integrada à psicoterapia individual, desenvolvido por Richard C. Schwartz (2003), que combina pensamento sistêmico com a visão de que a mente é composta por subpersonalidades relativamente discretas, cada uma com seu próprio ponto de vista. IFS usa a teoria dos sistemas familiares para compreender como essas coleções de subpersonalidades são organizados.

- *Brainspotting* **(BSP):** busca localizar pontos no campo visual do paciente que ajudem a acessar traumas não processados na região subcortical do cérebro. O fundador, Dr. David Grand (2016), descobriu que o conceito "Onde você olha afeta como você se sente" aplica-se a uma atividade cerebral, especialmente no cérebro subcortical, que se organiza em torno dessa posição do olho.

- **Terapia Cognitiva Comportamental Focada no Trauma (TCC – FT):** a narrativa do trauma é um procedimento central desse modelo, desenvolvido por J. Beck (2013) e consiste em uma forma de exposição gradual às memórias traumáticas. Conta com técnicas tais como psicoeducação, reestruturação cognitiva, relaxamento muscular progressivo, respiração diafragmática, exposição *in vivo* e imaginária.

Considerações finais

No mundo atual, com as informações que chegam em tempo real todos os dias, temos conhecimento de casos de vítimas que viveram violência urbana, violência doméstica, feminicídio, abusos sexuais, agressões, maus tratos, abandono, guerras, catástrofes e desastres naturais. Todos esses eventos podem vir a desenvolver traumas diretos ou indiretos em muitas pessoas.

Por essa razão, os estudos sobre como as pessoas lidam com essas situações ganharam destaque entre neurocientistas, neuropsicólogos, psicólogos, psiquiatras e muitos outros estudiosos.

O trauma tornou-se um grande desafio, pois é um amplo problema de saúde física e psíquica na atualidade. Entendê-lo e achar novos caminhos para auxiliar as pessoas a se recuperarem e restaurarem o prazer de viver tornaram-se um objetivo importante.

Apesar da vulnerabilidade das pessoas quando ficam expostas a eventos traumatogênicos, elas também podem ser resilientes e apoiadas por propostas de trabalhos psiconeurobiológicos adequados e serão capazes de recompor suas vidas com o crescimento obtido por essas vivências sofridas.

O modelo de doença cerebral esquece quatro verdades primordiais: 1) nossa capacidade de nos destruirmos uns aos outros é a mesma de nos curarmos uns aos outros; a restauração de relacionamentos e da comunidade é fundamental para recuperar o bem-estar; 2) a linguagem nos dá o poder de modificarmos a nós mesmos e aos outros, comunicando nossas experiências, ajudando a definir o que sabemos e criando um consenso de significado; 3) somos capazes de regular nossa fisiologia, mediante atividades básicas, como respiração, locomoção e toque; 4) podemos alterar as condições sociais, de modo a criar ambientes em que crianças e adultos consigam se sentir seguros e florescer (VAN DER KOLK, 2020, p. 50).

Referências Bibliográficas

BECK, J. S. **Terapia Cognitivo-Comportamental** – Teoria e Prática. 2. ed. Porto Alegre: RS: Artmed, 2013.

BOWLBY, J. Apego. **A natureza do vínculo**. São Paulo: Martins Fontes, 2002. v. 1.

GRAND, D. **Brainsppointing:** A nova psicoterapia revolucionária para mudança rápida e efetiva. Brasília: Trauma Clinic edições, 2016.

KAPCZINSKI F.; MARGIS R. Transtorno de estresse pós-traumático: critério diagnósticos. **Rev Bras Psiquiatr**, São Paulo, n. 25(Supl I), p. 3-7, 2003.

LEVINE, P A.; Frederick A. **O despertar do tigre.** Curando o trauma. São Paulo: Summus, 1999.

MATÉ G. **The wisdom of trauma.** Companion Booklet. USA, Acervo de filmes, vídeos e entrevistas, 2020.

SHENGOLD, L. L. Maus tratos e privação na infância: assassinato da alma. **Rev Psicoter Inf Adolesc**, São Paulo, n. 12, p. 7-26, 1999.

SHAPIRO, F; SILK FORREST, M. **EMDR:** Dessensibilização e reprocessamento através de movimentos oculares: princípios básicos, protocolos e procedimentos. 2. ed. revista. Brasília: Nova Temática, 2007.

VAN DER KOLK, B. **O corpo guarda as marcas**. cérebro, mente e corpo na cura do trauma. Rio de Janeiro: Sextante, 2020

WALSH, F. **Fortalecendo a resiliência familiar.** São Paulo: Roca, 2005

ZAMPIERI, A. M. F. **Manual de Capacitação**. Programa de Ajuda Humanitária Psicológica – PAHP. Rio de Janeiro, Rotary Club Butantá de São Paulo, 2011.

CAPÍTULO 10

TERAPIA EMDR E OS TRAUMAS EMOCIONAIS NA PANDEMIA DE COVID-19

Lilian C. M. Rodrigues Tostes

Cure o trauma, cure a humanidade.
(Rolf Carrier)

O EMDR – Dessensibilização e Reprocessamento Através de Movimentos Oculares (*Eye Movement Desensitization and Reprocessing*) é uma abordagem terapêutica especialmente desenvolvida para tratamento de traumas psicológicos e suas consequências como o Transtorno de Estresse Pós-Traumático (TEPT). Mobiliza a ativação das memórias traumáticas, com a ajuda dos estímulos bilaterais, proporcionando um processamento adequado dessas memórias.

Este texto trará luz à Terapia EMDR no tratamento de traumas, discorrendo sobre sua origem, intervenção e apresentando pesquisas clínicas controladas que comprovam a eficácia do EMDR.

A ênfase deste capítulo recairá sobre o aspecto tangencial da pandemia: os impactos na saúde mental da população mundial e seus efeitos nocivos para a sociedade, as famílias e, naturalmente, o próprio indivíduo.

Sobrepondo-se à pandemia, observa-se a continuidade de situações como guerras, violências de todos os níveis, situação dos refugiados, aumento da pobreza, violação de direitos das minorias.

Esse cenário sobrecarrega o sistema neural, impedindo o funcionamento natural do cérebro. Quando isso ocorre, pessoas passam a ter um desequilíbrio em seu funcionamento e começam a apresentar sintomas ou a potencializar sintomas pré-existentes.

Vários estudiosos dos traumas, como Van der Kolk (2020) e Shapiro (2013) são unânimes na concepção de que trauma não é o que acontece com você é o que acontece *dentro* de você, como resultado do que aconteceu com você. Pessoas vivenciando alto nível de estresse terão suas vidas impactadas e irão impactar, numa visão dialética, a sociedade em que vivem.

Delimitaremos nosso enfoque em como ocorre o processamento adaptativo de informação, que é a base teórica neurobiológica da terapia EMDR para a compreensão do funcionamento do cérebro (BERGMAN, 2014).

Ao olhar de frente o contexto da violência no mundo, não há outra saída a não ser a busca da cura, do tratamento para essas sequelas. A descoberta do EMDR, por Francine Shapiro, trouxe a possibilidade de tratar de modo contundente os traumas emocionais, interrompendo ciclos de violência e consequentemente contribuindo para um mundo melhor para se viver.

O caminho que Francine Shapiro iniciou em 1987 até o reconhecimento mundial da Terapia EMDR, terapia de reprocessamento, como uma das mais eficazes para tratamento de trauma (OMS 2013) será abordada mais detalhadamente neste capítulo.

Desenvolvimento

De acordo com a Organização Mundial da Saúde (OMS), todas as pessoas foram afetadas de alguma forma pela pandemia, seja pela ansiedade ligada à transmissão do vírus, pelo medo de ser contaminado, pelo impacto psicológico do isolamento ou por fatores como desemprego, dificuldade financeira e exclusão socioeconômica. O isolamento social imposto pela crise sanitária terá reflexos na vida e na economia ainda por um longo período.

Segundo Rodhe (2021), é possível dividir as consequências da pandemia em quatro ondas: 1ª) sobrecarga imediata sobre os sistemas de saúde; 2ª) diminuição de recursos na área de saúde para o cuidado com outras condições clínicas agudas; 3ª) o impacto da interrupção nos cuidados de saúde de várias doenças crônicas; 4ª) o aumento de transtornos mentais e do trauma psicológico durante e no pós-Covid-19.

Rodhe corrobora os pensamentos de Rolf Courrier, ao falar da epidemia oculta dos traumas como "extremamente preocupante para a sociedade, tanto para saúde individual quanto para a saúde coletiva". Sob o ponto de vista da saúde e da epidemiologia, estamos falando de fatores de risco, então, a pandemia é considerada como fator de risco para trauma e não causadora de trauma.

Francine Shapiro era pesquisadora, no Instituto Mental de Palo Alto, Califórnia, foi fundadora dos programas de Recuperação do Trauma e Assistência Humanitária de EMDR e foi diretora executiva do EMDR Institute — que coordena a formação em EMDR em todo o mundo.

Em 1987, após receber um diagnóstico de câncer, Francine despertou interesse sobre o impacto de estressores externos no indivíduo e em métodos mentais, corporais e psicológicos que pudessem melhorar o bem-estar físico e mental.

Ao caminhar por um parque, relata ter percebido que, quando ela própria tinha pensamentos perturbadores, seus olhos moviam-se com grande rapidez para lá e para cá (mimetizando o que ocorre no sono REM) e, quando voltava a pensar no problema, a carga negativa tinha diminuído sensivelmente.

Entre 1987 e 1988, ela realizou um estudo controlado, comparativo entre EMDR e placebo, com 22 pacientes sofrendo de memórias traumáticas e apresentando sintomas de Transtorno de Estresse Pós-Traumático (TEPT).

Os resultados confirmaram a redução da perturbação. Esse trabalho, junto com uma descrição do procedimento de aplicação, foi publicado no *Journal of Traumatic Stress* (SHAPIRO, 2013). A esse procedimento Francine denominou EMD — dessensibilização por meio dos movimentos oculares.

As pesquisas que se seguiram comprovaram o êxito do resultado com a descoberta de que o procedimento incluía simultaneamente a dessensibilização e a reestruturação cognitiva de memórias e atributos pessoais.

Em 1991, recebeu a denominação oficial de EMDR — dessensibilização e reprocessamento por meio dos movimentos oculares. Francine (2020, p. 195) afirma que o modelo de processamento adaptativo de informação (PAI) "fornece a estrutura e os princípios teóricos para o tratamento, além de propor uma explicação sobre a natureza da patologia e do desenvolvimento da personalidade".

O neurobiólogo Bergman (2014) corrobora essa afirmação e complementa que o modelo PAI fundamenta teoricamente o tratamento da terapia EMDR e se baseia no conceito de redes neurais (que se refere à configuração neurobiológica de uma memória individual), apontando um olhar distinto do que havia à sua época. Com seus estudos, Shapiro insere uma mudança de paradigma da teoria psicológica em direção a uma visão neurocientífica, apontada também por Bergman.

Todos temos em nosso cérebro um mecanismo de cura com tendência a tomar qualquer confusão emocional e levar a um nível de saúde mental denominado de "nível de resolução adaptativa" (SHAPIRO, 2013, s/p). Considera a presença de memórias de experiências adversas de vida que foram processadas de maneira inadequada a fonte primária da psicopatologia.

A premissa do modelo PAI é que dentro de cada pessoa existe um sistema fisiológico de processamento da informação, no qual experiências e informações são processadas até alcançar um estado adaptativo. A informação é armazenada, de forma integrada, em redes de memória — pensamentos, imagens, registros auditivos, olfativos e sensações corporais, todos relacionados entre si, ficando disponível para uso futuro. Porém, se há um bloqueio ou algum impacto nesse caminho, serão observadas respostas não adaptativas. Assim, se o bloqueio for removido, o processamento será retomado, levando a informação a um estado adaptativo e integrado (SHAPIRO, 2020).

A terapia EMDR fundamenta-se em teorias e abordagens existentes.

> O tratamento psicológico depende de um composto de conhecimentos vindos de várias abordagens. [...] Eu me alinho com aqueles que acreditam que fortalecemos o repertório clínico por meio da integração e não via exclusão. (SHAPIRO, 2020, s/p).

Propõe integrar teorias psicológicas: cognitiva, humanística, sistêmica, psicodinâmica e somática; psicoterapias e teorias de processamento de informações, em um conjunto padronizado de procedimentos e protocolos clínicos que sustentam a terapia EMDR.

Desenvolve um protocolo padrão com três etapas para oferecer a todos os clientes um tratamento abrangente do passado, do presente e do futuro, alinhado ao procedimento padrão de oito fases, como segue.

1ª) HISTÓRIA CLÍNICA – é composta pela anamnese abrangente e com uma atenção para o levantamento de possíveis traumas;

2ª) PREPARAÇÃO – ensinamento de recursos positivos, orientações sobre o processo da terapia EMDR e as modalidades de EBs (estímulos bilaterais);

3ª) AVALIAÇÃO – consiste no levantamento dos componentes de memória (imagem; crenças negativa e positiva; emoções e sensações) para acesso cerebral do "alvo" (situação a ser trabalhada);

4ª) DESSENSIBILIZAÇÃO – usa-se os EBs, a fim de que o cérebro vá "limpando" os canais neurológicos (dessensibilização) de forma cada vez mais adaptativa, dissolvendo a carga negativa ligada ao trauma e promovendo o reprocessamento daquela memória;

5ª) INSTALAÇÃO – o objetivo é aumentar ou "instalar" a crença positiva;

6ª) Sondagem corporal – visa a avaliar se há qualquer tensão residual expressa em nível fisiológico;

7ª) Fechamento da sessão, independentemente se o reprocessamento foi ou não concluído;

8ª) Reavaliação – no início de cada sessão para avaliar a memória trabalhada na sessão anterior e a manutenção dos efeitos do reprocessamento.

Algumas memórias podem demorar mais de uma sessão para ter o afeto negativo diminuído e a cognição positiva instalada. Conforme explica Shapiro (2001, s/p): *"A resolução terapêutica é revelada em todos os aspectos do alvo (imagens, sensações físicas, emoções e crenças) e em eventos passados e presentes, bem como na devida mudança de comportamento"*.

Os resultados positivos dos procedimentos e protocolos deixados por Shapiro têm sido comprovados por mais de 25 estudos que atestam a eficácia do EMDR.

No Brasil, incentivos à pesquisa têm sido realizados pela Associação Brasileira de EMDR, para obter uma qualificação e uma visibilidade cada vez maior sobre a terapia EMDR.

Considerações finais

Os problemas de saúde mental aumentam em todo o mundo, abrangendo todas as idades e camadas econômicas da sociedade. Pesquisas já revelam prevalência crescente de depressão, ansiedade, sono e transtornos de estresse entre profissionais de saúde e na população em geral.

A OMS tem feito um alerta para que os países tornem acesso aos cuidados psicológicos mais democráticos: "é necessário um investimento substancial para evitar uma crise de saúde mental".

Quando falamos em "traumas", estamos falando de um problema global, de proporções epidêmicas, acarretando impactos significativos no desenvolvimento e impactos devastadores no desenvolvimento socioeconômico.

Francine deixou um legado: fazer a terapia EMDR chegar a todos, a todas e a qualquer lugar. Esse lugar deve ser o de tornar a TERAPIA EMDR referência primordial de intervenção no tratamento de traumas nos sistemas públicos de saúde do nosso país.

Referências Bibliográficas

BERGMANN, U. **A neurobiologia do Processamento de Informação e seus transtornos:** implicações para a terapia EMDR e outras psicoterapias. Brasília: TraumaClinic. Edições, 2014.

BRUNNET, A. E. *et al.* **Dessensibilização e Reprocessamento por Movimentos Oculares (EMDR) para Transtorno de Estresse Pós-traumático:** uma revisão sistemática. Porto Alegre: Pontifícia Universidade Católica do Rio Grande do Sul, 2014.

CAMINHA, R. M. (org.). **Transtornos do Estresse Pós-traumático** – Da neurobiologia à Terapia Cognitiva. São Paulo: Casa do Psicólogo, 2005.

VAN der KOLK, B. **O corpo guarda as marcas:** O cérebro, mente e corpo na cura do trauma. Rio de Janeiro: Sextante, 2020.

SHAPIRO, F. **EMDR:** Princípios Básicos, Protocolos e Procedimentos. 3. ed. Brasília: Ed. Amanuense, 2020.

SHAPIRO, F. **Supera tu passado** – Tomar el control de la vida con el EMDR. Barcelona: Ed. Kairós, 2013.

SHAPIRO, F.; FORREST, M. S. **EMDR Una terapia revolucionaria para superar la ansiedad.** El estrés y los traumas. Barcelona: Ed. Kairós, 2008.

CAPÍTULO 11

PANDEMIAS, CASAIS E PRAZER SEXUAL

Bernardo Useche

As sindemias (SINGER *et al.*, 2017) tratam da conjunção de iniquidades sociais, condições de saúde de alta prevalência na população, sejam enfermidades transmissíveis ou não, de pandemias emergentes e no curso de como a atual pandemia da SARS COV2 e suas variantes têm um impacto sobre todos os aspectos da vida cotidiana, incluindo a estrutura e dinâmica da família e sobre a vida sexual. Assim tem sido, desde a peste negra no século 14, a gripe espanhola há 100 anos, ou as mais recentes pandemias de HIV/AIDS, ébola ou SARS (SNOWDEN, 2019).

A pandemia do HIV, por exemplo, teve e continua tendo um significativo impacto sociocultural e sobre a vida do casal e o prazer erótico das pessoas. Por tratar-se de uma infecção sexualmente transmissível, ser HIV positivo converteu-se em objeto de estigma e discriminação (USECHE *et al.*, 2016).

A prevenção, que nos primeiros anos focalizou a modificação das condutas de risco, foi substituída por um enfoque principalmente biomédico em meio a grandes controvérsias (USECHE, 2011). Também a pandemia visualizou o espectro da diversidade sexual e potencializou a luta das comunidades LGBTQI+ por seus direitos sexuais e sociais.

Do ponto de vista sexológico, a pandemia do HIV demonstrou que o temor de contrair a infecção não é uma barreira que possa deter as pessoas no exercício de sua função erótica. Ante o risco da infecção por transmissão sexual, a busca do prazer viu-se mediada por uma mudança de atitudes e comportamentos sexuais. O preservativo, o tradicional meio anticonceptivo, adotou uma finalidade preventiva e generalizou-se no uso dos casais de homens que têm sexo com outros homens. Essa situação levou a erotizar o preservativo e o desenvolvimento da indústria dos jogos sexuais.

A situação dos casais discordantes — em que um dos integrantes é HIV positivo e o outro não — revelou distintas dinâmicas relacionais: desde a fuga motivada pelo pânico da pessoa com teste HIV negativo até o incremento compulsivo de condutas sexuais de alto risco, por parte da pessoa não infectada para ter um *status* semelhante ao de seu parceiro (MOSKOWITZ; ROLOFF, 2007), passando pelo desenvolvimento da estratégia preventiva das práticas de sexo seguro (TAYLOR; LOUREA, 2010).

Está documentado que, em casais discordantes do mesmo sexo, nos quais se fortalece a dinâmica relacional, o companheiro HIV positivo assume condutas sexuais, tais como o coito anal protegido, ainda que perceba que seu nível de satisfação sexual diminua (GAMAREL *et al.*, 2013).

A pandemia de Covid-19 é um fenômeno global disruptivo, que gera múltiplas formas de incerteza na população mundial. Em primeiro lugar, a pandemia deixa vulnerável a segurança econômica e aprofunda as iniquidades sociais pré-existentes nas nações (FURCERI *et al.*, 2021). No nível familiar e dos casais, a perda do emprego e a diminuição financeira originam instabilidade e insegurança econômica e, junto com as medidas não farmacológicas de mitigação da pandemia com sua ênfase no confinamento e no distanciamento social e físico, a pandemia tem um efeito negativo sobre a saúde mental (GADERMANN *et al.*, 2021).

Nesse contexto, vemos afetadas também a frequência, a variedade, a qualidade e o grau de satisfação das atividades sexuais (BANERJEE *et al.*, 2021; LUETKE *et al.*, 2020). Os estudos realizados durante a presente pandemia encontraram, como sintetizou o autor de um deles (LEHMILLER, 2021), em geral, as pessoas apresentaram menor frequência, mas uma maior diversidade nas atividades sexuais.

As iniquidades de gênero na saúde mental e saúde sexual também se agravam com a pandemia. Por exemplo, na Colômbia, a população mais afetada emocionalmente é o das mulheres de 18 a 20 anos, com baixos níveis econômicos (SANABRIA *et al.*, 2021). Leonor de Oliveira (2021) encontrou em mulheres, menores índices de prazer sexual com seu cônjuge ou par, associado com a diminuição do desejo sexual. De maneira consistente com o anterior, este estudo encontrou maior frequência masturbatória e maior uso de pornografia por parte dessas mulheres.

É relevante sublinhar uma vez mais, que um evento catastrófico de saúde pública prolongado, como o que se vive na atual pandemia, não bloqueia totalmente/completamente o exercício da função erótica inerente ao ser humano. Simplesmente modifica suas formas de expressão. A pandemia de Covid-19, em particular, consolidou as formas de sexo *online* ou virtual que vinham já se expandindo, especialmente pelas redes sociais e distintas aplicações e que cobrem o maior espectro que pode ir desde o *sexting* até formas de sexualidade interativa com pares contratados por clientes com modelos *webcam* (MELCA et al., 2021).

Adolescentes e adultos jovens, grupos populacionais que apresentam uma frequência maior de atividade sexual, não deixaram de ser durante a pandemia, simplesmente as novas condições sociais e de interação pessoal durante o isolamento, modificaram essas práticas e ficou evidente a necessidade de uma educação sexual e de programas de prevenção e saúde sexual, de acordo com a nova situação (YARGER et al., 2021).

Casais

A vida de casal no tempo feudal foi determinada pela endogamia territorial e de classe social que estabelecia e obrigava a conviverem os casais de camponeses servos atados à terra e aos nobres, em matrimônio de conveniência entre seus pares.

Esse quadro foi transformado radicalmente com a Revolução Industrial e o advento do capitalismo. Ao originarem-se classes sociais livres para morar nas cidades, homens e mulheres puderam ter a oportunidade de combinar casamentos mediados pelo amor romântico ou pela atração erótica.

Em particular, com a independência econômica do trabalho assalariado, homens e mulheres homossexuais puderam viver fora da família nuclear tradicional e, apesar da homofobia e discriminação, encontram um caminho para validar sua orientação sexual e eventualmente formaram comunidades gays (D'EMILIO, 2012; VALOCCHI, 2017).

Em décadas recentes, com o avanço dos movimentos feministas e o marco da globalização da economia neoliberal, os casais tradicionais cederam terreno ante novas formas de relacionamentos: normalização do divórcio em casais heterossexuais, casais do mesmo sexo, famílias homoparentais e casais diversos sexualmente.

Já não é excepcional encontrar casais trans, nos quais a mulher engravida o homem e o homem amamenta o bebê; além disso, as tipologias do relacionamento hétero e homossexual foram ampliadas atualmente com novas categorias, pesos denominados "casais consensualmente não monogâmicos" que incluem "relações abertas", poliamorosas, *swingers*, entre outras (CONLEY; PIEMONTE, 2021).

Um dos componentes que emergem nesse tipo de relação não monogâmica é a chamada "compersão", o desfrutar com o bem-estar e o gozo erótico do próprio casal ao ter relações sexuais com uma terceira pessoa, compersão que neutraliza as reações de ciúmes presentes nas relações monogâmicas (BALZARINI et al., 2021).

A "compersão" poderia ser explicada pelo paradoxo do "egoísmo altruísta". Altruísmo ao propiciar ou aceitar e conceder que o próprio parceiro desfrute de relações sexuais com outras pessoas. Egoísmo, entendido como o buscar consciente ou inconscientemente beneficiar-se com a liberdade sexual que se obtém com a liberdade recíproca ao estabelecer relações sexuais não monogâmicas.

Nesse período de transição e reordenação das formas de matrimônio e das relações amorosas e eróticas que a pandemia do Covid-19 traz na vida do casal, obriga seus integrantes a adaptar-se ao estresse e a nova situação de vulnerabilidade (FLEMING; FRANZESE, 2021). Ao constituir-se a pandemia em ameaça para o casal, a qualidade do vínculo cobra maior importância. A interdependência (aquela que não anula os espaços de individualidade) facilita o enfretamento conjunto (*communal coping*) de traços da pandemia (LEWIS et al., 2006) e permite satisfazer as demandas emocionais de agora.

Isso, por sua vez, implica fortalecer a comunicação do casal, mas não de maneira formal, mas, sim, mediante uma comunicação comprometida e aberta aos fatos da vida íntima que expõe uma maior tensão emocional. Assim, por exemplo, as relações abertas se põem à prova, pois aspectos que previamente se consideravam irrelevantes e desnecessários agora são.

O enfrentamento compartilhado só é possível se existe uma motivação real de bem-estar psicológico do outro e o grau de excitação e satisfação sexual parece estar associado a maior conexão afetiva que se obtém com uma comunicação íntima, considerada, em princípio, mais arriscada.

Não estranhamos então que, em casais de mesmo sexo como observaram Li e Samp (2021), no meio da pandemia, tenham dificultado as habilidades para apresentar e diminuir as reclamações e desavenças, talvez evitando-as e isso está associado com sentimento de insegurança e inferioridade na relação e pode ter um impacto emocional negativo na pessoa que não se atreve a comunicar essas diferenças.

Certamente a ansiedade, a dor, o trauma, o luto e as incertezas produzidas pela pandemia dificultaram a busca por refúgio, companhia, intimidade e apoio nos vínculos do casal. Poucos têm expressado melhor que o sexólogo Justin Garcia, atual diretor do Instituto Kinsey: "O animal humano está ligado à conexão emocional humana. E creio que isso não envolve necessariamente ter relações sexuais" (LUFKIN, 2021, p. 36).

Prazer sexual

"O prazer sexual é a satisfação física e/ou psicológica e o desfrute derivados de experiências eróticas solitárias ou compartilhadas, incluindo pensamentos, sonhos e autoerotismo" (GAB, 2016, p. 28). A manifestação objetiva e subjetiva por excelência do prazer sexual é o orgasmo (ALZATE, 1997).

A evidência quanto ao exercício da função erótica como busca e obtenção do prazer sexual que lhe é próprio e está afetada negativamente durante a pandemia em um importante setor da população (GIAMI, 20021). A diferença está relacionada, além das condições materiais da vida dos casais, com atitudes erotofílica ou erotofóbicas das pessoas, com experiência sexual própria e de casal e com dois fatores principais: o impacto sobre a saúde mental, a incerteza sobre a própria morte e sobre a vida sexual dos casais.

O ferimento da saúde mental e o consequente estresse, ansiedade e especialmente os estados depressivos sobre o funcionamento sexual não tiveram o lugar que merecem como problema de saúde pública, nem como problema íntimo das relações de casal.

> Individualmente à medida em que a solidão, as dificuldades para obter dinheiro, a convivência frustrante, as decepções e desamores se acumularam por efeito da pandemia e as pessoas submergem aos tons cinzas da vida, não haverá Viagra, testosterona, pornografia, jogos sexuais, nem sexo virtual que repare o desejo, nem a capacidade excitatória da mulher, nem a perda de ereções no homem. A depressão e as disfunções sexuais requerem atenção profissional e mudanças nas condições materiais que a determinam (USECHE, 2021, p. 18).

Pesquisas dos sexólogos clínicos (PASCOAL *et al.*, 2021) sobre as experiências sexuais durante a pandemia concluíram que há três áreas para se ter em conta: uma área clínica, referida a identificar os problemas sexuais associados à pandemia e como manejá-los; uma segunda área que tenha a ver com a necessidade de adotar uma nova maneira de entender as relações de casal no contexto da pandemia; e uma terceira, que é reconsiderar o papel das enfermidades sexualmente transmissíveis e, em geral, na atualidade, tanto na vida sexual das pessoas, como na atenção dos casais.

Podemos explicar com base no efeito que na Psicologia conhece como a "Teoria do Manejo do Terror", segundo a qual reforçar a autoestima, ligar-se à maneira pessoal de conceber o mundo e desfrutar da segurança que brinda os vínculos interpessoais diminuem a ansiedade inerente ao temor de morrer (PYSZCYNSKI *et al.*, 2015; PYSZCZYNSKI *et al.*, 2020).

A onipresença implícita ou expressa do temor da própria morte ou de seus pares sexuais aumentou, em uma determinada porcentagem na população, o desejo e a necessidade de maior estimulação e excitação sexual como fonte de autoestima e celebração simbólica da vida.

Esse tipo de comportamento pode-se entender como uma representação maximizada da percepção de "sentir-se vivo", presente nos amantes nos instantes posteriores a um orgasmo de alta intensidade. Para distintos grupos de adolescentes, adultos e pessoas idosas, as barreiras para as atividades sexuais geradas pelas medidas de prevenção do contágio motivaram-nos a atuar abertamente ou em segredo, no mundo real ou virtual, de maneira que jamais haviam imaginado em busca do prazer sexual.

Mas, talvez, a principal revolução dessa pandemia no campo dessa fase relacional ou da função erótica consiste em privilegiar a busca de pares sexuais com os quais possam experimentar muito prazer, potencializando a auto valia pessoal e obtendo a segurança emocional que proporciona o vínculo erótico compartilhado.

Referências Bibliográficas

ALZATE, H. **Sexualidade Humana**. 2. ed. Bogotá: [*s. n.*]. 1997.

TEMIS BALZARINI, R. N. *et al.* Compersion: When Jealousy-Inducing Situations Don't (Just) Induce Jealousy. **Archives of Sexual Behavior**, USA, n. 50, p. 1311-11324, 2021. DOI: https://doi.org/10.1007/s10508-020-01853-1.

BANERJEE, D. *et al.* Uncertainty, Sex and Sexuality during the Pandemic: Impacto in Psychological Resilience. **Advanced online publication,** USA, 2021. DOI: 10.5772/intechopen.98231. Disponível em: https://www.intechopen.com/online-first/768q16. Acesso em: 20 abr. 2021.

CONLEY, T. D.; PIEMONTE, J. L. Are there "Better" and "Worse" Ways to be Consensually Non-Monogamous (CNM)?: CNM Types and CNH-Specific Predictors of Dyadic Adjustment. **Archives of Sexual Behavior**, [*s. l.*]. v. 50, n. 4, p. 1273-1286, 2021. DOI: 10.1007/s10508-021-02027-3.

D'EMILIO, J.; FREEDMAN, E. B. **Intimate Matters:** A History of Sexuality in America. Third Edition. USA, University of Chicago Press, 2012. ISBN 10:0226923800 ISBN 13: 9780226923802.

DE OLIVEIRA, L.; CARVALHO, J. Women's Sexual Health During the Pandemic of COVID-19: Declines in Sexual Function and Sexual Pleasure. Current sexual health reports. **Advance online publication**, USA, p. 1-13, 2021. DOI: https://doi.org/10.1007/s11930-021-00309-4.

FLEMING, C. J. E.; FRANZESE, A. T. Should I stay or should I go? Evaluating intimate relationship outcomes during the 2020 pandemic shutdown. Couple and Family Psychology: Research and Practice. **Advance online publication**, [s. l.], 2021, p. 18. DOI: https://doi.org/10.1037/cfp0000169.

URCERI, D. *et al.* Will COVID-19 have long-lasting effects on inequality. Evidence from the past pandemics. **IMF Working Paper**, USA, n. 2021/127, 2021. SBN/ISSN: 9781513582375/1018-5941.

GLOBAL ADVISORY BOARD FOR SEXUAL HEALTH AND WELLBEING.. Working definition of sexual pleasure. **Gab**, [s. l.], 2016. Disponível em: https://www.gab-shw.org/our- work/working-definition-of-sexual-pleasure/. Acesso em: 5 mar. 2016.

GADERMANN, A. C. *et al.* Examining the impacts of the COVID-19 pandemic on Family mental health in Canada: finding from a national cross-sectional study. **BMJ Open**, USA, n. 11, e042871, 2021. DOI: 10.113/bmjopen-2020-042871, 2021.

GAMAREL, K. E. *et al.* Personal or Relational? Examining Sexual Health in the Context of HIV Serodiscordant Same-Sex Male Couples. **AIDS and Behavior**, v. 18, n. 1, p. 171-179, 2013. DOI: 10.1007/s10461-013-0490-4.

GIAMI, A. COVID-19 and Sexualities: the emergence of a new paradigma of sexualities. **Sexologies**, v. 30, n. 10, p. 10-16, 2021. DOI: 10.1016/j.sexol.2021.01.002.

KARAGÖZ, M. A. *et al.* Influence of COVID-19 pandemic on sexuality: a cross-sectional study among couples in Turkey. **Int J Impot Res**, USA, 2020. DOI: https://doi.org/10.1038/s41443-020-00378-4.

KARNEY, B. R.; BRADBURY, T. N. The longitudinal course of marital quality stability: A review of theory, methods, and research. **Psychological Bulletin**, USA, v. 118, n. 1, p. 3-34, 1995. DOI: https://doi.org/10.1037/0033-2909.118.1.3.

LEHMILLER, J. J. *et al.* Less sex, but More Sexual Diversity: Changes in Sexual Behavior during the COVID-19 Coronavirus Pandemic. **Leisure Sciences**, v. 43, n. 1-2, p. 295-304, 2021. DOI: 10.10.80/01490400.2020.1774016.

LUETKE, M. *et al.* Romantic Relantionship conflict due to COVID-19 pandemic and changes in intimate and sexual behaviors in a nationally representative sample of American adults. **Journals of Sex & Marital Therapy**, Advance online publication, USA, 2020. DOI: https://doi.org/10.1080/0092623X.2020.1810185.

MELCA, I. A. Sex, Digital Devices, Social Media, and Social Isolation: A Study on Sexual Behavioral During COVID-19 Pandemic. **Clin Pract Epidemiol Ment Health**, n. 17, p. 235-241, 2021. DOI: 10.2174/1745017902117010235.

PIETROMONACO, P. R.; OVERALL, N. C. Applying relationship science to evaluate how the COVID-19 pandemic may impact couples' relationships. **American Psychologist**, v. 76, n. 3, p. 438-450, 2021. DOI: https://doi.org/10.1037/amp0000714.

PYSZCZYNSKI, T.; SOLOMON, S.; GREENBERG, J. Thirty Years of Terror Management Theory. **Advances in Experimental Social Psychology**, USA, p. 1- 70, 2015. DOI: 10.1016/bs.aesp.2015.03.001.

PYSZCZYNSKI, T. *et al.* Terror Management Theory and the COVID-19 Pandemic. **Journal of Humanistic Psychology**, USA, v. 61, n. 2, p. 173-189, 2020. doi:10.1177/0022167820959488.

SNOWDEN, F. **Epidemics and society:** from the black death to the present. USA, Yale University Press, 2019.

USECHE, B. Pandemias y vida sexual. **Portal Más Colombia**, USA, 30 ago. 2021. Disponível em: https://mascolombia.com/pandemias-y-vida-sexual/. Acesso em: 31 ago. 2021.

YARGER, J. *et al.* Young people's romantic relationships and sexual activity before and during the COVID-19 pandemic. **BMC Public Health**, USA, n. 21, p. 17-80, 2021. DOI: https://doi.org/10.1186/s12889- 021-11818-1.

CAPÍTULO 12

PROCESSO EMOCIONAL DO *COMING OUT* DE FAMÍLIAS LGBTQIAP+ NA PANDEMIA

Ana Maria Fonseca Zampieri

Quando trabalhamos com famílias que têm pessoas LGBTIQNPA+, é importante observar em qual fase do ciclo vital encontram-se, assim como a complexidade de fatores estressores próprios na pandemia do Coronavírus específicos a cada uma delas.

A pessoa que se revela LGBTIQNPA+ é criança, adolescente, adulto ou idoso? Como recebem essa revelação os integrantes das suas famílias? E os colegas e amigos? Se forem adultos, como recebem essa revelação os amigos, chefes e colegas de trabalho? Quais os valores culturais, religiosos e de educação sexual existem?

Há impactos econômicos, sequelas pós-Covid 19, lutos e pessoas afetadas por problemas de saúde mental? Quais questões sócio-políticas vivem essas famílias? Há vivências de violências físicas, psicológicas e sexuais nesses sistemas de famílias?

Pesquisamos também os temas estressores relacionados a esse momento de *coming out* ou a "saída do armário" dessas famílias. Nasceu uma criança interssexo? Como é o caminho da autopercepção do integrante da família que se revela LGBTIQNPA+? Quais são os lutos com as cisgeneridades? Para quais pessoas a revelação é direta ou indireta? Há propostas de adoção ou constituição de famílias na reprodução assistida? Há pessoas na fase do envelhecimento?

A sigla LGBTIQNPA+ refere-se a L de lésbicas, mulheres que se atraem afetivamente e sexualmente por mulheres; G de gays, em que há atração afetiva ou sexual de homens por homens; B de bissexuais, em que a pessoa sente atração afetiva e sexual pelo mesmo gênero e por gêneros diferentes; T de transexuais ou transgêneros, referente à identidade de gênero e não à orientação sexual ou pessoas que se identificam com um gênero diferente daquele designado biologicamente no nascimento; I de intersexuais, pessoas com variações em suas características sexuais (cromossomos, hormônios, genitálias e ambos), que dificultam uma identificação no binarismo dos gêneros femininos e masculinos; Q de *queers*, pessoas que transitam entre os gêneros feminino e masculino e ambos. Em geral, percebem os demais termos como rótulos que restringem as possibilidades da vivência das sexualidades e das identidades e ou expressões de gênero, não se identificando com a perspectiva binária; A de assexuais, pessoas que não se atraem afetivamente ou sexualmente por outras pessoas, independentemente do gênero. E o + abriga todas as possibilidades de orientação sexual e de identidade de gênero que existiam.

As famílias são constituídas por pessoas que convivem com quem compartilham afetos. São pessoas que protegem seu núcleo e agregados, convivem e são grupos de pertencimentos e funções similares. Definimos parentalidade como as relações com responsabilidades compartilhadas, sejam de filhos biológicos, de parceiros, de adoção ou reprodução assistida de todas as pessoas LGBTIQNPA+.

Infelizmente, ainda há, nessas famílias, invisibilidades, preconceitos e discriminações. Esses estigmas e vários tipos de violência ocorrem sem as devidas legitimações éticas de diferentes formas de amar e de matrizes de identidades.

A Associação de Psicologia Americana (APA), em 2005, afirmou que nenhum estudo aponta que crianças de pais homoafetivos estejam em desvantagem, em qualquer aspecto, *a priori*, em relação aos filhos de pais heterossexuais.

No Brasil, desde 2011, há as barrigas solidárias, sendo que não se pode recorrer a mulheres da própria família, nem que haja dinheiro envolvido, e até o quarto grau de parentesco. Quanto à gravidez trans, essa pode ser legitimada, quando os ovários são mantidos. Como revelar os segredos sobre essa gravidez, precisam ser trabalhados com os cuidados que preservam a saúde emocional de todos os envolvidos, em especial, as crianças.

Sabemos que na descendência humana as influências dos pais não devem ser subestimadas. De acordo com Baumrino (2003), ainda que as influências de colegas, amigos, das mídias e das escolas aumentem com a idade, elas raramente suplantam o papel dos pais na vida de seus filhos.

Em situações de exceção como a pandemia do Coronavírus e as catástrofes ocorridas, salientamos a importância dos profissionais de saúde mental com acolhimentos e orientações para os diversos significados das relações parentais das famílias com minorias sexuais e de gênero, cujas identidades estão se desenvolvendo em um mundo heteronormativo.

Algumas pessoas podem se sentir forçadas a permanecerem "no armário", muitas vezes isoladas de suas famílias, com medo de julgamentos rejeições e violências, entre outros. A esse respeito, Haas *et al.* (2011) apresentam pesquisas em que há relações de medo de "sair do armário" e comportamentos psicopatológicos.

Pessoas mais jovens, de gênero LGBTIQNPA+, têm taxas mais altas de ideação e comportamentos suicidas, em comparação com seus pares heterossexuais, especialmente durante as fases de revelação. É de fundamental importância reiterarmos aqui o acolhimento das famílias nesses momentos de revelação.

As várias formas da mídia, com narrativas adequadas, poderão constituir-se em ferramentas potencialmente úteis na prevenção de suicídios em crianças e adolescentes, bem como a redução da ideação suicida. Portanto, a educação que afirma as possibilidades saudáveis de escuta sensível e empática e das visibilidades, com depoimentos de pessoas que conseguiram lidar com adversidades na fase da "saída do armário", poderá incrementar resiliência de várias pessoas LGBTIQNPA+. Uma das primeiras campanhas da mídia visando especificamente a juventude LGBTIQNPA+ foi a *IT GETS BETTER, CLOSET*, criada em 2010, após vários suicídios de jovens adolescentes.

A revelação de pessoas LGBTIQNPA+ foi mais frequente na média dos 20 anos na década de 70 (TROIDEN, 1979), dos dezesseis anos, na década de 90 (ROSÁRIO *et al.*, 1996) e, no início do século 21, dos 14 anos (D´ANGELLI *et al.*, 2010). O reconhecimento da atração afetiva e sexual pelo mesmo sexo ou identidade não cisgênero é gradual ou positivamente incorporado a uma sensação de identidade segura (ELIASON, 1996).

A experiência de ser distinta das expectativas heteronormativas pode levar a uma sensação de desvio e causar a chamada heteronormatividade introjetada, com comportamentos que ocultam as identidades de pessoas LGBTIQNPA+ de suas famílias e dos amigos (BRANCOMBRE; ELLEMERS SPEARS, 1999).

Dar visibilidade às unidades familiares com sistemas de indivíduos, das díades interconectadas que se influenciam reciprocamente é uma estrutura necessária para a compreensão das identidades LGBTIQNPA+, o que também cria efeitos em cascata, marés e ondas de estresse, dentro das famílias.

Nossas vidas são construídas por determinadas sequências de acontecimentos, cuja soma representa nossa biografia, com diversos momentos críticos e contraditórios entre os diversos subsistemas e sistemas familiares, com seus conceitos de totalidade e ordem, de estruturas hierárquicas e autoorganização adaptativa (COSE; PALEY, 2003).

Os vários sistemas de relacionamentos familiares estão interconectados nos diversos poderes afetivos, financeiro e emocionais, entre outros. E há uma auto-organização adaptativa, sendo as famílias, sistemas orgânicos que respondem a estímulos internos e externos, com períodos de equilíbrio e reorganização em resposta a novas condições que se apresentam. Um adolescente que se veja LGBTIQNPA+, por exemplo, pode desencadear uma cascata de eventos dentro da família, que afetará o bem-estar de todos os membros.

De acordo com Bowlby (2008), os humanos nascem em um estado de desamparo precisando de pais ou cuidadores para sobreviver. A teoria do apego estuda a segurança sentida em um relacionamento, permitindo, ou não, que os filhos busquem conforto dos pais e sejam consolados por eles diante de eventos negativos e angústias, para a formação de modelos internos de como os relacionamentos íntimos funcionam ao longo do ciclo de vida (WEINFIELD; EGELAND; CARLSON, 2008). O apego é um processo complexo da infância, que aumenta em complexidade com o tempo, com a necessidade crescente de autonomia do adolescente, o desenvolvimento emergente de sua identidade e as mudanças sociais, cognitivas e emocionais (ROSENBLUM; LEWIS, 2006).

Compreendemos, como profissionais de saúde mental, os significados das relações pais e filhos, incluindo o desenvolvimento e o funcionamento social. É essencial entendermos como os pais e os filhos interdependem na adaptação familiar com pessoas LGBTIQNPA+.

Na teoria do estresse de minoritários, Meyer (1995) descreve a estrutura crítica para examinar os estresses como base social, agudos e contínuos, enquanto fatores da saúde e do bem-estar das famílias, com jovens de minorias sexuais e de gênero, e em relação a discriminações institucionais diretas ou indiretas, vitimizações interpessoais, expectativas e medos de rejeições.

O fenômeno da internalização da homonegatividade (DIPLACIDO, 1998; MEYER, 2003) ocorre quando esses estressores de minoritários estão associados a psicopatologias, por meio de seus efeitos nos processos psicológicos, no enfrentamento, resiliência e funcionamento emocional de pessoas LGBTIQNPA+, dentro das famílias (RYAN *et al.*, 2010).

Há seis processos de identidade que podem ocorrer independentemente um do outro, na chamada "saída do armário". O "'sair" da heterossexualidade, desenvolver uma identidade pessoal LGBTIQNPA+, desenvolver identidade social, formando-se filho, esposa, marido, irmão, pai ou mãe

LGBTIQNPA+, desenvolver estatutos de intimidade LGBTIQNPA+ e entrar para uma comunidade. Os relacionamentos íntimos talvez não serão revelados aos pais ou aos sistemas familiares mais amplos, o que poderá afetar o ajuizamento do adolescente LGBTIQNPA+.

As reações das famílias às revelações poderão ser recebidas positivamente, negativamente neutras e retardatárias. As mudanças podem surgir em qualquer nível do sistema familiar, que estimula mais mudanças nos indivíduos e relacionamentos em todo o sistema (COY; PALEY, 2003). Discordâncias entre os pais dirigidas aos filhos podem criar instabilidades, tensões, alianças e coalizações, que ameaçam as seguranças emocionais dos seus membros. Um dos pais poderá deixar o lar, ou expulsar o filho LGBTIQNPA+, por exemplo. A revelação pode ser um pano de fundo das histórias familiares, que trazem outros segredos à tona, inclusive de orientações sexuais da família em termos transgeracionais, além de segredos, lealdade invisíveis, questões religiosas e de culpas.

Nestes tempos de pandemia, que oferecem uma lupa de visibilidade a diversas fragilidades, além de provocar impactos econômicos, lutos e incertezas, é importante que o profissional de saúde mental esteja disponível para escutar, de forma atenta e sensível, todos os membros da família, no processo emocional de "saída do armário" de um de seus membros. É esperado que possa auxiliar as famílias a identificar redes de apoio, os estresses de passagem do ciclo de vida familiar, de alcances e limites emocionais das famílias, do papel que a pessoa LGBTIQNP+ ocupa nela, de acolher as várias visões sobre o tema e ajudá-la nas novas construções familiares que esse momento requer.

Referências Bibliográficas

BEATY, L. A. **Desenvolvimento da identidade de jovens homossexuais e influências dos pais e da família no processo de assumir-se.** USA: Adolescence, 1999.

BILODEAU, B. L.; RENN, K. A. **Análise de modelos de desenvolvimento de identidade LGBT e implicações para a prática.** São Paulo: Novas direções para serviços estudantis, 2005.

BOWLBY, J. **Uma base segura:** Apego pai-filho e desenvolvimento humano saudável. São Paulo: Livros básicos, 2008.

D'AUGELLI, A. R. *et al.* Fatores associados ao conhecimento dos pais sobre a orientação sexual de jovens lésbicas, gays e bissexuais. **Journal of GLBT Family Studies**, USA, 2010.

DIAMOND, G. M. *et al.* **Terapia familiar baseada no apego para adolescentes suicidas lésbicas, gays e bissexuais:** um estudo de desenvolvimento de tratamento e ensaio aberto com resultados preliminares. São Paulo: Psicoterapia, 2012.

FISHER, S. K.; POIRIER, J. M.; BLAU, G. M. (ed.). **Melhorando os resultados emocionais e comportamentais para jovens LGBT:** um guia para profissionais. Baltimore, M. D.: Paul Brookes Publishing Company, 2012

KIRCHNER, S. *et al.* **Percepções de jovens LGBQ + e especialistas em mensagens de vídeo de prevenção de suicídio dirigidas a jovens LGBQ+:** estudo qualitativo. USA: BMC Public Health, 2020.

LEITE, M. **Olívia tem dois papais**. São Paulo: Companhia das Letras, 2010.

MILLS-KOONCE, W. R.; REHDER, P. D.; MCCURDY, A. L. O significado das relações parentais e paisfilhos para adolescentes de minorias sexuais e de gênero. **J Res Adolesc.**, USA, 2018.

MINUCHIN, P. **Famílias e desenvolvimento individual:** Provocações do campo da terapia familiar. USA: Child Development, 1985.

RUSSELL, S. T.; FISH, J. N. Saúde mental em jovens lésbicas, gays, bissexuais e transgêneros (LGBT). **Annual Review of Clinical Psychology**, USA, 2016.

SAULO, V. C.; HERCOWITZ, A.; LOPES JUNIOR, A. **Saúde LGBTQIA+.** Práticas de cuidado transdisciplinar. São Paulo: Editora Manole, 2021.

TARNOVISK, F. L. **Pais assumidos:** adoção e paternidade homossexual no Brasil contemporâneo. 2002. Dissertação (Mestrado em Saúde Pública) – Universidade Federal de Santa Catarina, Florianópolis: 2002.

Sugestões de filmes e seus diretores.

A GAROTA DINAMARQUESA – Tom Hooper, 2015.

AS VANTAGENS DE SER INVISÍVEL – Stephen Chbosky, 2012.

AZUL É A COR MAIS QUENTE – Abdellatif Kechiche, 2013.

GIRL – Lukas Dhont, 2018.

LAERTE-SE – Lygia Barbosa da Silva, 2017.

ME CHAME PELO SEU NOME – Luca Guadagnino, 2018.

MEU NOME É RAY – Gaby Dellal, 2015.

MENINOS NÃO CHORAM – Kimberly Peirce, 1999.

MINHAS FAMÍLIAS – Hao Wu, 2019.

MINHAS MÃES E MEU PAI – REVELAÇÃO – Sam Feder, 2020.

TOM BOY – Céline Sciamma, 2011.

XXY – Lucia Puenzo, 2007.

CAPÍTULO 13

AUTOLESÃO: COMO IDENTIFICAR E TRATAR

Izabel Emília Sanchez Abrahão

Autolesão é o ato de se ferir, provocado pela própria pessoa, de forma deliberada e intencional, sem intenção consciente de suicídio. O objetivo é aliviar de forma imediata e momentânea um sofrimento emocional, e esse comportamento não é aprovado socialmente dentro da cultura do indivíduo.

Os termos automutilação, autolesão, lesão autoprovocada, lesão autoinfligida e violência autodirigida são utilizados como sinônimos e se referem ao mesmo comportamento. Automutilação é o termo mais utilizado no Brasil para se referir ao comportamento que envolve uma lesão intencional e direta no corpo. Entretanto, alguns autores referem que o termo automutilação corresponde a ferimentos mais graves e irreversíveis, como o ato de o indivíduo retirar uma parte do corpo pela amputação de membros, e castração (SILVA; BOTTI, 2017). Por esse motivo, utilizaremos o termo autolesão.

Comportamentos com objetivos estéticos como tatuagens, *piercings*, alargadores, assim como elementos ligados à cultura, expressões religiosas e de identificação com um grupo cultural, não são consideradas autolesão. Nesses comportamentos, não observamos a intenção de aliviar emoções sentidas de forma intensa, descritas como difíceis de suportar.

A 5ª edição do *Manual de Diagnóstico e Estatística dos Transtornos Mentais* (DSM-5), publicado em 2014 pela *American Psychiatric Association* (APA), denomina esses atos como autolesão não suicida (ALNS), descrevendo-o como "comportamento repetido do próprio indivíduo em infligir lesões superficiais, embora dolorosas, à superfície do seu corpo". Como critério diagnóstico, o indivíduo deve ter realizado a autolesão cinco ou mais vezes. O DSM-5 aponta também a autolesão como um sintoma presente em diversos transtornos como os Transtornos do Neurodesenvolvimento (APA, 2014, p. 78-80), os Transtornos Dissociativos de Identidade (APA, 2014, p. 294-299) e o Transtorno de Personalidade *Borderline* (APA, 2014,

p. 664). Entretanto, o ato de se ferir intencionalmente também é observado como uma manifestação independente, e não apenas presente, como um sintoma de um transtorno psiquiátrico.

Nos últimos anos, observamos um aumento da frequência e gravidade desse comportamento, havendo uma maior incidência durante a epidemia do Covid-19, apesar de a autolesão ser um fenômeno antigo, tendo sido mencionado no primeiro livro, *Man Against Himself*, escrito em 1938 pelo psiquiatra norte-americano Menninger (GIUSTI, 2013).

A comorbidade (presença de duas ou mais doenças diagnosticadas simultaneamente no mesmo indivíduo) é comum na autolesão. O transtorno depressivo é o diagnóstico que aparece com mais frequência, seguido do transtorno obsessivo-compulsivo, transtorno de estresse pós-traumático, ansiedade e transtornos alimentares (ARATANGY, 2017).

O fenômeno é prevalente entre os jovens, havendo poucos relatos em menores de 12 anos, mas com um aumento significativo na adolescência, principalmente entre 13 e 14 anos, sendo o pico aos 16 anos, com uma ocorrência maior entre indivíduos do sexo feminino.

Considerando o aspecto fisiológico, a autolesão está associada à liberação de endorfina, hormônio que causa uma sensação de bem-estar, a mesma sensação obtida quando o hormônio é liberado na atividade física e que camufla a dor psíquica, tirando o foco dos sentimentos emocionais para a sensação da dor física (ARCOVERDE; SOARES, 2012).

Porém, não devemos considerar somente as reações físicas e biológicas: a autolesão tem uma etiologia multifatorial, havendo fatores sociais, ambientais e culturais relevantes.

Fatores de risco

As condutas autolesivas podem ser motivadas tanto pela necessidade de autorregulação emocional diante do sofrimento, quanto pelo desejo de autopunição em situações de elevado estresse e autocobrança, tendo forte influência das características pessoais. Além do diagnóstico de transtornos psiquiátricos, instabilidade emocional, pessimismo, insegurança, baixa autoestima e impulsividade são características que aumentam o risco do comportamento autolesivo.

Nas relações sociais, também são fatores de risco dificuldade de relacionamento, *bullying* e descoberta de que um colega se autolesiona.

A violência familiar, a dependência química, doenças graves, negligência, abuso ou maus tratos físicos, emocionais ou sexuais aumentam o risco da autolesão.

A repetição do comportamento de autolesão também pode gerar um ciclo que se perpetua, pois, após o alívio momentâneo, os sentimentos de vergonha, arrependimento, frustração e culpa somam-se às emoções anteriores, levando o indivíduo a um patamar de tensão emocional novamente alto e intenso.

A *internet* e as redes sociais são locais que contêm informações sobre técnicas de como se autolesionar, induzindo esse comportamento. Colegas que compartilham os próprios ferimentos, enviando fotos em aplicativos de mensagem, provocam gatilhos que aumentam o risco de imitação do comportamento.

Como identificar

Em geral, o indivíduo tenta esconder as lesões e não procura ajuda ou atendimento. Os ferimentos, em geral, são superficiais e pequenos, em regiões que podem ser cobertas por roupas, como a parte interna dos braços e das coxas, realizados de forma solitária, no quarto ou banheiro.

Devemos ficar atentos aos seguintes indícios:

- Uso de roupas para esconder o corpo (como blusas de manga comprida em temperaturas elevadas).
- Resistência a praticar atividades físicas que antes praticava.
- Irritabilidade excessiva.
- Autocrítica exagerada.
- Isolamento social.
- Dificuldade em relacionar-se ou relacionamentos instáveis e conflituosos.
- Crise intensa de raiva.
- Alterações no sono.
- Alterações na alimentação.
- Queda no rendimento escolar.

- Desesperança.
- Mudanças acentuadas de comportamento.

Muitas vezes, observamos algumas frases que também devem servir de sinal de alerta, tais como: "não aguento mais", "só sinto um grande vazio", "nada vai dar certo", "sou um problema para todos", "quero dormir para sempre, não quero acordar".

A autolesão ocorre num momento de extrema angústia, trazendo um alívio temporário e, em seguida, a pessoa sente vergonha do que fez e fica constrangida, tentando esconder o ato. Não há prazer em sentir a dor, a busca é por alívio, uma saída para o sofrimento intenso. Também pode ocorrer como uma forma de se punir por alguma atitude ou baixa autoestima.

As partes do corpo que são mais lesionadas são os braços, pernas e barriga. Cortes na pele, arranhões, queimaduras, coçar-se até sangrar, reabrir feridas, esmurrar-se, bater a cabeça, morder-se (muitas vezes na bochecha), são as formas mais observadas de autolesão.

Como objetos para o ato, são utilizadas lâminas de barbear, facas, estiletes, grampos de cabelo, lâminas de apontador, tampas de caneta, compassos, clipes de prender papel, as próprias unhas, isqueiros, ferro de passar roupas e objetos pontiagudos.

A frequência e gravidade da autolesão devem ser consideradas, assim como a presença de ideação suicida.

Como abordar

Abordar adequadamente a autolesão é uma importante forma de prevenção. Precisamos entender o sintoma como um pedido de ajuda, assumindo uma postura acolhedora, sem julgamentos ou acusações.

É importante permanecer atento aos sinais de alerta e agir prontamente se há suspeita de que a autolesão possa estar ocorrendo. Perguntas mais gerais sobre como está se sentindo, criando um espaço para que o indivíduo fale livremente, pode ser um bom começo. O tema deve ser tratado com seriedade ao mesmo tempo que assumimos uma escuta compreensiva. Alterar-se, ficar chocado, dar broncas ou "sermões" sobre o valor da vida, punir, agredir, demonstrar interesse excessivo, não ajudam. Ao contrário, pode fazer com que a pessoa se feche e aumente o sofrimento. Expor publicamente também é inadequado.

Algumas perguntas podem ser feitas de forma mais direta, por exemplo: "você já sentiu vontade de se cortar?", "alguma vez você já se cortou ou se feriu propositalmente?". É importante ressaltar que não devemos falar sobre os métodos usados para se machucar para evitar ensinar ou sugerir alguma forma de fazer isso, o que é diferente de perguntar se a pessoa tem intenção de se ferir ou se já tem comportamento autolesivo.

Tratamento

O tratamento envolve a participação da família e a abordagem deve ser multidisciplinar. Quanto antes for percebido a ocorrência da autolesão e iniciado o tratamento, melhor é o prognóstico.

Para elaborar um plano de tratamento, devemos avaliar:

- A frequência e quantidade das autolesões.
- O tipo e gravidade das lesões.
- Há quanto tempo ocorrem.
- Qual a motivação.
- Os acontecimentos e pensamentos imediatamente anteriores ao ato.
- Diagnóstico de comorbidade de transtornos psiquiátricos.
- Presença de ideação suicida.

Dentro do campo da psicoterapia, diversas abordagens são utilizadas no tratamento da autolesão. Atualmente, a Terapia Comportamental Dialética (DBT) tem demonstrado efetividade na redução do comportamento, principalmente pelo foco na autorregulação emocional, efetividade emocional e tolerância ao mal-estar.

A Terapia Familiar também é necessária, pois os familiares precisam de acolhimento e orientação para ajudar no tratamento: receber informação sobre o que é a autolesão; identificação de sinais do comportamento autolesivo; como agir sem julgar; como melhorar a comunicação familiar; desenvolver habilidades parentais; fortalecer a família e estabelecer fatores protetores são objetivos da Terapia Familiar.

Algumas técnicas podem ser propostas como alternativa ao comportamento de autolesão. O profissional deve buscar em conjunto com o paciente, a que se mostrar mais efetiva: exercícios de respiração, ligar para um amigo, fazer alguma atividade física prazerosa, anotar os pensamentos, segurar um cubo de gelo, escrever no corpo, mastigar algo com um sabor muito forte (como pimenta, hortelã-pimenta ou uma casca de laranja), pular corda, bater em um saco de pancadas, gritar em uma almofada ou colchão, rasgar algo (folhas de papel, uma revista), tocar música, cantar ou dançar são comportamentos que podem ajudar e funcionar como alternativa à autolesão.

Prevenção

A psicoeducação é uma das melhores formas de prevenção, por meio da realização de atividades de promoção de saúde mental. As ações devem ser tanto presenciais, como pelas redes sociais e *internet*. Como foco, devemos buscar favorecer o reconhecimento e o pedido de ajuda para o indivíduo que pratica a autolesão e estarmos preparados para o encaminhamento para o serviço de saúde mental.

Grupos de apoio, rodas de conversa, palestras que promovam a saúde mental, com o incremento de habilidades emocionais, estratégias para lidar com a emoção, melhora das relações sociais e diminuição da vulnerabilidade pessoal são medidas protetivas que escolas, igrejas e serviços de saúde podem desenvolver.

Casos de *bullying* e *cyberbullying*, tão frequentes entre os estudantes, aumentam o risco da autolesão e as escolas não devem esperar que sejam identificados esses casos para promover um trabalho. A prevenção é sempre mais efetiva e não devemos adiar essa abordagem.

Como medidas protetivas, ainda podemos acrescentar:

- Atividades voltadas para melhorar a capacidade de expressão.
- Atividade física.
- Alimentação saudável.
- Promoção da autonomia.
- Construção de uma rede de apoio.

Na família, ao identificar que já está ocorrendo a autolesão, o familiar deve aproximar-se e procurar ouvir e compreender o que se passa, sem julgamentos, nem acusações ou castigos. Procuramos transmitir uma acolhida compreensiva, permitindo que a pessoa busque outra forma de lidar com o sofrimento emocional que não seja pela autolesão. É o momento de retomar atividades de lazer, ver filmes e fazer atividades em conjunto.

Uma intervenção que tem se mostrado importante é combinar com a pessoa que, antes de se ferir, ela falará com um familiar previamente escolhido e orientado para apoiá-la nesse momento.

Por fim, a Lei n.º 13.819, de 26 de abril de 2019, tem por objetivo promover estratégias permanentes de educação e saúde instituindo a Política Nacional de Prevenção da Automutilação e do Suicídio, e o decreto n.º 10.225/20, de 5 de fevereiro de 2020, cria um comitê formado por representantes dos ministérios da Saúde, da Educação, da Cidadania e da Mulher, da Família e dos Direitos Humanos para implementar essa política. O mesmo decreto determina a notificação compulsória pelos estabelecimentos de saúde e instituições de ensino públicas e privadas, dos casos de autolesão.

Referências Bibliográficas

AMERICAN PSYCHIATRIC ASSOCIATION. **DSM-5:** Manual Diagnóstico e Estatístico de Transtornos Mentais. 5. ed. Porto Alegre: Artmed, 2014.

ARAGÃO NETO, C. H. **Autolesão sem intenção suicida e sua relação com ideação suicida.** 2019. Tese (Doutorado em Psicologia Clínica e Cultura) – Instituto de Psicologia, Universidade de Brasília, Brasília-DF, 2019.

ARATANGY, E. W. *et al.* **Como lidar com a automutilação:** guia prático para familiares, professores e jovens que lidam com o problema da automutilação. **São Paulo: Hogrefe, 2018.**

ARCOVERDE, R. L.; SOARES, L. S. L. C. Funções neuropsicológicas associadas a condutas autolesivas: revisão integrativa de literatura. **Psicologia:** Reflexão e Crítica, São Paulo: v. 25, n. 2, p. 293-300, 2012. DOI: http://dx.doi.org/10.1590/s0102-79722012000200011.

KOERNER, K. **Aplicando a Terapia Comportamental Dialética.** Center City, Minnesota: Hazelden, Sinopsys, 2002.

LINEHAN, M. **Terapia cognitivo-comportamental para transtorno da personalidade borderline.** Porto Alegre: Artmed, 2010.

LINEHAN, M. **Treinamento de habilidades em DBT:** Manual de terapia comportamental dialética para o terapeuta. 2. ed. Porto Alegre: Artmed, 2017.

MCCAULEY, E. *et al.* Efficacy of dialectical behavioral therapy for adolescent at high risk for suicide: a randomized clinical trial. **JAMA Psychiatry**, USA, v. 75, n.8, p. 777-785, 2018.

SELBY, E. A. *et al.* Non-Suicidal Self-Injury (NSSI) Disorder: A Preliminary Study. **Pers Theo Res Treat**, USA, v. 3, n. 2, p. 167-175, 2011.

SILVA, A. C.; BOTTI, N. C. L. Comportamento autolesivo ao longo do ciclo vital: revisão integrativa da literatura. **Rev Port Enferm Saúde Ment**, São Paulo: 2017.

TURNER, V. J. Secret scars: uncovening and understanding the addiction of self-injury. **Pers Theo Pes Treat**, USA, 2011.

CAPÍTULO 14

A VIOLÊNCIA CONTRA A MULHER E SUAS REPERCUSSÕES NA SAÚDE EM TEMPOS DE PANDEMIA

Ana Lúcia Cavalcanti

São diversos os motivos apontados para o aumento da violência doméstica durante a pandemia, tais como aumento do consumo de álcool, estresse e irritabilidade em decorrência do isolamento, em torno de 91%; pessoas convivendo por mais tempo dentro de casa com preocupações, com a falta de dinheiro, em torno de 78%, e sobrecarga das mulheres pela falta de divisão nas tarefas do lar e com os filhos, em torno de 74%.

Ressalte-se que cerca de 95% dos homens já praticavam essas agressões contra as mulheres antes do isolamento social.

A Lei Maria da Penha (Lei n.º 11.340/2006), que entrou em vigor no dia 22 de setembro de 2006, contém um artigo que configura violência doméstica contra a mulher como qualquer ação ou omissão baseada em gênero que lhe cause morte, lesão, sofrimento físico, sexual ou psicológico e dano moral ou patrimonial.

De acordo com esse artigo, a violência psicológica é entendida como qualquer conduta que cause dano emocional e diminuição de autoimagem ou que prejudique e perturbe o pleno desenvolvimento, que visa degradar ou controlar ações comportamentais, crenças e decisões, mediante ameaças, constrangimento, humilhação, manipulação, isolamento, vigília constante, perseguição, insulto, chantagem, ridicularização, exploração, imitação de ir e vir ou qualquer outro meio que cause prejuízo à saúde psicológica e à autodeterminação.

Para um importante número de mulheres, a pandemia maximizou as agressões físicas e verbais contra elas, incluindo a violência sexual, ataques por *internet* e assédios. O isolamento social da quarentena trouxe impactos quanto ao aumento dessas violências. Mesmo sobrevivendo aos riscos do coronavírus, pelo menos 1.005 mulheres morreram entre os meses de março a dezembro de 2020, em decorrência de violências.

Durante os meses de pandemia, de março a dezembro 2020, 14 estados apontaram aumento no número de feminicídios. Juntos, eles tiveram um aumento de 20% em comparação com o mesmo período de 2019. Mato Grosso e Pernambuco apresentaram a maior elevação em número absolutos: 22 (73%) e 16 (36%) casos a mais, respectivamente, em comparação com o mesmo período do ano passado. Outro destaque é o estado do Amazonas, que elevou o número de feminicídios em 67% nesse período. Houve 230.861 agressões por violência doméstica, 579.623 ameaças contra mulheres e 619.353 chamados no 190 (dados de 2022).

Em 2021, houve 66.020 estupros, sendo que 75,5% das vítimas eram vulneráveis e incapazes de consentir o sexo; 61,3% tinham mais de 23 anos e, em 79,6% dos casos, o autor era conhecido da vítima. Dessa forma, observamos que nesta pandemia grande parte de mulheres foram vítimas de estupro, bem como crianças e/ou adolescentes e, em sua maioria, seus agressores poderiam ter relações de afeto e familiaridade com elas. Temos visibilidade do que acontece em nossos lares?

As desigualdades de relações sociais de gênero são introjetadas, reproduzidas e naturalizadas em nossa cultura. Há um ciclo de violência que ocorre com a explosão dos agressores, com xingamentos e o arrependimento, com pedidos de desculpas, promessas do fim da violência e a fase da lua de mel, em que tudo fica aparentemente perfeito até a nova agressão.

Há desigualdades entre homens e mulheres com assimetria de poder desfavorável às mulheres, resultante do processo histórico e social a partir das diferenças sexuais. São muito frequentes as desvalorizações de privado, doméstico, emoção, subjetivo, fragilidade, afetividade e passividade sexual. E são valorizados: o poder, a produção, a igualdade, a política, a razão, a cultura, o objetivo, o forte e o viril. Essas desigualdades são introjetadas e reproduzidas em nossa cultura. Há excessivo ciúme, crítica demasiada, promoção do afastamento da família, o afastamento dos amigos, a desqualificação, o xingamento e empurrões.

É durante o período de explosão que se abre uma "brecha" no ciclo da violência e quando a mulher pede ajuda a diferentes atores: família, polícia, médico, professora e advogado. A qualidade da intervenção desses atores pode ter um papel decisivo na ruptura do ciclo da violência. Qualquer conduta que constranja a vítima a presenciar, manter ou a participar de relação sexual não desejada, mediante intimidação, ameaça, coação ou uso da força, que induza a comercializar ou utilizar, de qualquer modo, a sua sexualidade, impedir qualquer método contraceptivo ou que a force ao matrimônio, à gravidez, ao aborto ou à prostituição, mediante coação, chantagem, suborno ou manipulação.

Está descrito na Lei Maria da Penha de 2006 que há o estrupo marital, quando o marido força ou constrange a parceira para o sexo ou enquanto a mulher está inconsciente, dormindo, embriagada ou sob efeito de droga que a deixou em sono profundo ou qualquer situação que ela não esteja em condições de concordar com aquela relação.

O ato sexual deve ser expresso e afirmativo, e as pessoas envolvidas devem concordar de forma livre e consciente. O fato de a pessoa concordar com a relação sexual, não quer dizer que ela concorda com todas as práticas sexuais. É importante observar se a pessoa envolvida tem capacidade para manifestar esse consentimento. As pessoas que não têm capacidade para consentir são: menores de 14 anos, com enfermidades que impeçam essa livre manifestação ou por qualquer condição em que não possa expressar a sua vontade em relações forçadas pelos parceiros. Entre 2.285 jovens de 14 a 24 anos, 47% das entrevistas relataram que já foram forçadas pelo parceiro a ter relações sexuais (INSTITUTO PATRÍCIA GALVÃO, 2015)

Houve estudos sobre o estrupo marital realizado em 197 mulheres que sofreram abuso conjugal realizado no Shiraz Forensic Medicine Center, em 2014. Com base nos resultados, 91,9% dos participantes apresentaram disfunção sexual e 85,3%, transtornos mentais. Além disso, foi encontrada uma relação significativa entre disfunção sexual e sintomas somáticos ($P=0,027$), ansiedade e insônia ($P=0,004$), bem como a saúde geral ($P=0,041$).

A Lei 13.718, de 24 de setembro de 2018, fala de importunação sexual, artigo 215 do código penal com pena um a cinco anos, e estabelece causas de aumento de pena. Há o estupro coletivo e estupro de vulnerável. Por que as mulheres se calam? Sem habilidades de trabalho, minimizam o estupro marital, a fim de tornar suas vidas suportáveis, afirma Visscherem (1995).

A violência e o estupro marital podem deixar sequelas como: Transtorno de Estresse Pós-Traumático (TEPT), estresse crônico, episódios recorrentes de violência, exposições continuas e prolongadas a eventos de alto impacto emocional e nos sistemas endócrino, imunológico e cardiovascular.

Há violência sexual durante a gravidez, provocando abortos, partos prematuros, baixo peso ao nascer e natimortos (OMS, 2012). Também há disfunções sexuais por fatores biológicos, relacionados com hormônios, neurotransmissores, medicamentos e doenças sistêmicas. Fatores no desenvolvimento também são observáveis como: educação rígida, abuso sexual, coerção; fatores psicológicos como: crenças negativas, ansiedade, depressão e outras psicopatologias, além de fatores interpessoais como: conflitos, estupro marital e disfunção sexual do parceiro, acompanhados de crenças religiosas e questões morais e fatores contextuais como: privacidade, conforto e segurança.

A disfunção sexual ocorre, segundo o olhar da terapia cognitiva comportamental, ao observarmos pensamentos automáticos involuntários que influenciam as emoções de ideias pouco organizadas, como cheiro, som, palavras ditas ou imagens e emoções negativas durante as relações sexuais, ansiedade antecipatória, pensamentos sexuais negativos, hipervigilância, desvio de atenção para fatores não relevantes não sexuais, desligamento dos estímulos sexuais, redução da estimulação necessária para a excitação e memórias emocionais negativas que retornarão nas próximas relações sexuais — antecipação do fracasso (BARLOW DH, 1986; RELLINI; METSON, 2011).

Os profissionais de saúde desempenham papel fundamental ao acolher, orientar e esclarecer os fenômenos violentos aqui descritos. O Estado deve intervir nesses espaços por meio de políticas públicas com formação de redes.

As políticas públicas de saúde são compostas pela prevenção primária, abordagem para jovens, nas escolas e serviços de saúde sobre violência social de gênero, violência doméstica e sexual. A prevenção secundária possui abordagens que enfocam respostas mais imediatas, atenção pré-hospitalar, serviços de emergência ou tratamento de infecções sexualmente transmitidas decorrentes de estupro. A prevenção terciária tem abordagens que enfocam cuidados de longo prazo relacionados com a violência, reabilitação, reintegração de vítimas de estupro marital.

No dia que se acabar com o silêncio, haverá a libertação da vergonha (OMS, 2012).

Referências Bibliográficas

AREZOO, S. *et al.* Relationship between General Health Indices and Sexual Dysfunction in Women ExperiencingSpousal Abuse. **Glob J Health Sci Oct 1,** USA, v. 8, n. 10, p. 56696, 2016. DOI: 10.5539/gjhs.V8n10p275.

BARLOW, D. H. Causes of sexual dysfunction: the role of anxiety and cognitive interference. **J Consult Clin Psychol,** [*s. l.*] v. 54, n. 2, p. 140-8, Apr. 1986. DOI: 10.1037//0022- 006x.54.2.140. PMID: 3700800.

INSTITUTO PATRÍCIA GALVÃO. **Dossiê de violência contra mulher.** Brasília: 2022.

LEIBLUM, S. R. **Treating sexual desire disorders**: A clinical casebook. New York/London: Guilford Press 2010.

CAPÍTULO 15

MASCULINIDADES E VIOLÊNCIA

Maria Eveline Cascardo Ramos

A violência das relações humanas tem sido, cada vez mais, alvo de estudos e intervenções por profissionais da saúde, da justiça e da educação. A violência contra a mulher, crianças e adolescentes tem tido alta expressividade e o feminicídio cresceu 22% em 12 estados, durante os primeiros meses pandemia, em 2020. Em 2021, ocorreu um total de 1.319 feminicídios, de acordo com o **Fórum de Segurança Nacional (2022)**.

Esses dados revelam a necessidade de intervir nesta realidade, incluindo a atenção aos homens, para coibir e prevenir a violência contra mulheres.

Desde 2001, temos realizado trabalho socioterapêutico com homens que praticam violência e mulheres que a sofrem, em caráter de intervenção e pesquisa dos elementos mais presentes nas interações interpessoais e nas relações conjugais e parentais. Esse trabalho tem trazido informações sobre comportamentos masculinos que se tem nomeado como masculinidades.

Alguns fatores têm sido identificados e aqui nos aportaremos à transgeracionalidade, à comunicação da família, à importância da (re)vivência das emoções na ressignificação de eventos traumatogênicos.

Importante lembrar que a relação homem-mulher é inscrita nos modelos das relações familiares oriundas de uma sociedade patriarcal, machista, homofóbica, racista, em que predominam relações assimétricas de poder entre homens e mulheres, transmitidos de geração em geração.

Segundo Moreno (1974), a família é a matriz de identidade das crianças, que lhes passa a cultura, os valores sociais, individuais, morais, religiosos, políticos e a forma de ser-no-mundo. Sendo assim, meninos e meninas recebem informações e instruções de seus ascendentes, de acordo com o conjunto de determinações acerca dos papéis de gênero, do contexto de vida e das condições das famílias de origem, o lugar social das famílias e a política de sobrevivência, no intuito de preservar concepções, juízos e opiniões dos sistemas familiares, visando à continuidade e ao prosseguimento da unidade e harmonia do grupo.

As masculinidades, atributos dos papéis associados aos homens, são treinadas desde a infância, fruto de múltiplas construções vindas das estruturas sociais, da cultura, dos projetos políticos de poder; enquanto papéis femininos também atravessam gerações em modelos de submissão e dependência (em grande parte das vezes), que complementam e, às vezes, conflitam com os masculinos. A socialização se dá, então, sob regras formadoras das desigualdades na construção das relações e dos vínculos que se expressam na comunicação intrafamiliar.

A transmissão transgeracional

A transmissão transgeracional ocorre no intuito de garantir a força e o equilíbrio do grupo familiar, o que se consegue pelo cumprimento dos cuidados com os filhos, e daquilo que é esperado pelos pais ou os familiares adultos. As famílias podem transmitir o entendimento do mundo e das relações como verdades inquestionáveis, impedindo a crítica dos filhos, pois contestar a lei paterna tem um custo psicoemocional alto. Não é fácil contrariar as regras vivas para o exercício do poder, do controle e do domínio masculino. Como consequência da força necessária para o domínio e a autoridade, não há espaço para viver a amorosidade e para a ternura, que são tidas como características ou funções femininas carregadas de emoções. Entretanto, não experimentar emoções pode inibir sentimentos, dificultar ações adequadas às provocações do ambiente e dos grupos de convivência; e não poder reconhecer as emoções leva a avaliações parciais do que tange as relações interpessoais, o desenvolvimento da habilidade de percepção de si e do outro, restringindo a habilidade de comunicação.

Esse processo marca o aprisionamento das pessoas ao modelo patriarcal das relações de gênero e o homem machista, e sexista parece ser aquele que foi capaz de cumprir as exigências do mandato das masculinidades. Para tal, a mulher deve(ria) ser submissa e dependente.

Como o funcionamento familiar harmônico depende do desempenho dos papéis de gênero, homens e mulheres comportam-se como aprendizes do mesmo modelo.

Sobre a comunicação intrafamiliar

Embora o discurso social seja de igualdade, os comportamentos exigidos para o exercício do masculino incluem poder, controle e domínio; **não têm espaço para a amorosidade** e para a ternura, o que traz dificuldades para os homens se permitirem amar, serem genuinamente gentis, em vez de serem somente conquistadores e/ou "donos" da mulher, da família e do relacionamento. Essa ideia de posse inclui o pensamento de que ela está ali para servi-lo, cuidar dos filhos e da casa, supri-lo em seus desejos e necessidades, o que absolutamente não corresponde à igualdade.

O padrão de comunicação intrafamiliar que se tem verificado no trabalho com homens é de agressividade. Desde o simples chamado para ir à escola ou a um passeio até a cobrança de um dever de casa ou da falta de sal no feijão. Quando falamos de comunicação, não estamos falando de brigas ou desentendimentos, mas das interações cotidianas. Expressões como "Já podemos sair pra escola. Vamos?" são ditas em tom de cobrança e irritação, não de convite. Mulheres, principalmente, são desqualificadas nas suas ideias e necessidades: "Você não sabe de nada! Faça o que mandei!" e as crianças, além de não serem ouvidas, aprendem a se comunicar dessa forma. A desqualificação e a desconfirmação do outro são o caminho para as piores agressões e violências.

Sobre as emoções

O papel masculino bem traçado transgeracional e socialmente tem todas as cores do poder de decidir, de organizar, de exigir, de julgar comportamentos, sentenciar e punir. São papéis que envolvem firmeza e assertividade, mas descartam emoções. Entretanto, elas existem, são vividas e precisam ser moduladas. A repetição da negação e do controle das emoções compromete a habilidade de percepção de si e do outro, a habilidade de comunicação, o que fica claro nos encontros socioterapêuticos que temos desenvolvido nestes últimos 22 anos.

Desde crianças, os homens tentam evitar ou esconder sentimentos e emoções, pois elas não são "coisa de homem", mas essa aparente indiferença às trocas afetivas têm um alto custo. Controlar emoções dificilmente evita desgaste, ao contrário, frequentemente causa sofrimento pela negação do próprio sentimento, da necessidade de apoio e acolhimento.

A expressão de sentimentos e emoções pelos homens foram a maior surpresa para os terapeutas e, principalmente, para os homens que participam dos grupos socioterapêuticos e são parte do projeto de atenção à violência contra a mulher. *"Uma palavra dela às vezes dói mais que uma porrada."* (José, marido de Claudia, nomes fictícios). Mas ele não consegue perceber a "porrada" de suas palavras, nem a dor de suas porradas físicas, a menos que se veja no lugar dela.

Emoções são experimentadas e trocadas todo o tempo, com os parentes, amigos, colegas de trabalho, nas diferentes relações, mas com a companheira, são trocadas com restrições para não arriscar o respeito delas ao seu poder. Em relação a elas, muitos homens consideram a relação sexual como expressão de amor e avaliam que é suficiente para manter a relação conjugal. No trabalho grupal, essas confusões entre amor e sexo, amor e desejo sexual ganham outro olhar, outra compreensão, outro sentido.

O trabalho com os homens e os grupos socioterapêuticos

Quando se pensa em violência contra a mulher, o foco é na dor da vítima e na necessidade de empoderá-la para não aceitar as agressões, para a independência e a autonomia. Aos homens, são reservadas acusações e a imputação de sentimentos perversos, covardia e maldade, entre outros. Mas qual o caminho que os homens precisam percorrer para a mudança de atitude em relação à mulher e da orientação que receberam para chegar neste lugar social de poder e violência?

Nem sempre é simples lidar com as emoções, nem as próprias, nem as dos outros. As emoções passeiam pelos grupos socioerapêuticos desde o início e por todos, terapeutas e participantes. Enquanto os homens vão aos encontros experimentando muita raiva pela situação nova, por terem sido denunciados como bandidos e medo de serem presos, os terapeutas chegam inquietos pelo início de um novo grupo, pela dúvida sobre a aceitação e confiança deles.

Os grupos socioterapêuticos são conhecidos por alguns como grupos reflexivos com homens e oferecem oportunidade de revisitar sua história pessoal e relacional com garantia de acolhimento e respeito. São um lugar de inquietação, de problematização, de crítica e autocrítica pela complexidade dos fenômenos psicossociais. São, também, lugar de liberdade para se emocionar e se reconhecer nas suas emoções.

A agressividade e a violência sempre existiram, mas hoje têm sido um recurso relacional ainda mais utilizado dentro e fora do âmbito familiar. Não há chamado para debates. O objetivo é o convencimento do outro, a manutenção do poder enquanto a cooperação vem sendo engolida pela competição.

As pessoas em geral e os homens em particular têm comportamentos violentos não só contra mulheres ou desafetos, mas contra pessoas que não concordam com suas opiniões, com o comportamento no trânsito, por posições políticas divergentes, e tantos outros fatos da vida cotidiana. Essa é uma das razões pelas quais o trabalho com homens não é fácil de se realizar, nem simples de ser aceito pela população masculina, pelo não reconhecimento dos participantes acerca da inadequação dos comportamentos e por não terem o hábito de se questionarem. Entretanto, como a trajetória pessoal está conectada à história de vida coconstruída na Matriz de Identidade e com as gerações anteriores pelas transmissões transgeracionais, a proposta é que busquem fatos importantes das histórias de vida pessoais para revisitá-los, identificar emoções e refletir sobre elas; tentar novo entendimento, ressignificá-los e construir novos caminhos relacionais.

Muitos não se sentem bem em falar do amor, muito menos pelas companheiras, mas falam do sexo. "Envergonham-se" de dizer que amam suas esposas, mas se empolgam ao falar das aventuras sexuais extraconjugais e até com as próprias companheiras.

Parece ser mais fácil agredir do que amar, como se o amor fragilizasse o masculino e as pessoas, pois é notada a naturalidade de expressões de violência em contraposição à falta de espontaneidade para espalhar o amor. Entretanto, as narrativas dos homens em situação de violência se referem a uma constante insatisfação com a vida amorosa. Dizem-se magoados, mostram-se preconceituosos. Não se sentem amados, mas inseguros e tentam ser "respeitados" pela força, como se essa fosse uma linguagem compensatória. Como a violência é fonte de adoecimento para todos, mulheres, crianças e o próprio homem, a relação adoece.

Os pilares do trabalho com os homens envolvidos em violência são as relações que o(s) sujeito(s) mantêm com a sociedade, com a lei e com os limites. E um dos objetivos é facilitar a ampliação do mundo perceptivo para que sejam possíveis descobertas sobre o Eu e o Outro e a ressignificação dos fatos pela (re)vivência de cenas que poderão ser revistas e refeitas nas dramatizações, nos trabalhos socioemocionais, a exemplo de quando eles se colocam no lugar das mulheres.

Para isso, são sempre considerados o lugar social, o contexto em que vivem e as condições reais de vida que têm à sua disposição e ao seu grupo familiar. O estudo das relações inclui, então, a identificação das oportunidades disponibilizadas pelo Estado a essas famílias, o respeito aos direitos fundamentais, o conhecimento do padrão de comunicação familiar e comportamentos que revelam atitudes de cada um frente às pessoas e à ordem social.

No grupo de homens, as emoções e os sentimentos surgem pelas histórias da vida pessoal dos participantes que, mesmo aprisionados no modelo masculino machista de ser, descobrem que homens podem amar o pai que transmitiu valores não saudáveis ou inaceitáveis, sem que se culpem pela crítica que aprendem — ou se liberam — a fazer. Um dos participantes expressa essa reflexão dizendo *"Ele não vai deixar de ser meu pai por isso"* e outro diz: *"Aprender a fazer diferente é diferente de ser diferente"* e isso não exclui o respeito ao pai.

Os grupos reflexivos são um encontro com emoções desconhecidas ou aquelas conhecidas, mas de expressão proibida. Os homens falam das famílias, das suas histórias dentro da família, dos contextos em que viveram e as lembranças que envolvem afeto são privilegiadas por eles, principalmente as relacionadas à vida em família.

À medida que reconhecem carinhos e cuidados nas relações familiares, as críticas surgem ao reviver essas situações em um contexto de liberdade que atualiza a afetividade. As reflexões sempre movimentam crenças limitantes, mas provocam ampliações que trazem reorganizações psicoemocionais que são terapêuticas.

Os grupos socioterapêuticos são reflexivos são um trabalho para a vida. Durante os encontros, com o apoio e reconhecimento de todos, há a ampliação do mundo perceptivo, o que tem sido verificado nos novos olhares sobre os pais, os conflitos e as relações, nas mudanças de atitude frente as companheiras, os filhos e a família.

"Fazer diferente" na maioria dos casos é difícil ou impensável para um indivíduo sozinho. Os grupos são um contexto no qual as pessoas não se sentem sozinhas. É um local acolhedor, de confiança, propício a descobertas sobre si mesmas e os outros, facilitador de descobertas sobre as relações com a família, frequentemente menos compreensiva, menos respeitosa que a relação com os amigos, os colegas de trabalho, os chefes, os auxiliares.

As dramatizações, os jogos dramáticos e todos os recursos terapêuticos utilizados nos encontros permitem lembranças e vivências das histórias de vida dos participantes nas dimensões do fato e das emoções implicadas nelas. Enquanto narram e revivem fatos, as emoções e os sentimentos vão sendo reconhecidos, o grupo se une na descoberta de pontos comuns da história de vida e na licença para a experiência. A reflexão em conjunto facilita o reconhecimento de semelhanças e diferenças de educação, oportunidades, histórias de vida, expectativas e padrão de comunicação das famílias.

Sobre a intervenção

O método desse trabalho grupal se dá em três etapas: o acolhimento, a intervenção socioterapêutica com sociodramas, jogos dramáticos, conversas terapêuticas e a terceira é a avaliação dos resultados do trabalho com o grupo.

O acolhimento é o elemento mais importante do trabalho socioterapêutico, assim como nas psicoterapias e terapia familiar. É individual e realizado pelos terapeutas do grupo, antes do início do trabalho. Se as pessoas não se sentirem bem acolhidas, o vínculo de confiança e liberdade não se faz e compromete a entrega do(s) participante(s).

Ao final, pós-grupo, repetimos os encontros individuais onde eles são acolhidos em suas percepções. É uma forma de avaliação do processo pessoal no grupo e, muito importante, acolher questões que cada um possa ter. Nesse momento, eles falam ainda de algumas descobertas sobre seus relacionamentos e das mudanças relacionais percebidas por eles, suas mulheres e sua família.

No decorrer desses programas, fazemos acolhimentos intermediários por alguma demanda deles e/ou percepções nossas de algum "problema" específico. A maioria está relacionada ao alcoolismo, mas é importante para que o indivíduo sinta a atenção das(os) terapeutas.

Quando intimados, vivem a surpresa por terem sido denunciados e ódio por quem denunciou que, via de regra, é a companheira ou ex-companheira. A obediência à lei é motivo de muita raiva. Na vida adulta e no papel de adulto "chefe de família", eles mandam, não obedecem, são donos da ordem e da razão. A denúncia, segundo eles, além de injusta, coloca-os como bandidos, o que é impensável e eles sentem aversão a estar neste lugar. O desprezo e raiva pela mulher vítima da violência aumentam na mesma proporção que o medo do que poderá acontecer a eles, como a prisão e o descrédito na sua força.

A isso tudo, some-se a raiva do programa e dos profissionais que dirigem o grupo, pois imaginam que os terapeutas são agentes da Justiça. Quando se sentem acolhidos e devidamente informados sobre o papel de cada um/uma, essa raiva é substituída pela confiança e a liberação para viver os encontros com aproveitamento.

Mais dois momentos são relevantes: o de surpresa ao descobrir e reconhecer seu erro e o de tristeza pelas agressões praticadas, quando descobrem outras formas de resolver problemas com sucesso e sem violência.

Importante pontuar que o clima do trabalho é de respeito, assertividade e bom humor e que esse modelo propicia alegria ao grupo em momentos em que relembram afetos das próprias histórias e quando atuam de acordo com mudanças vindas do que assimilaram acerca das relações durante o processo. Essa alegria expressa a libertação das amarras do masculino machista que os levavam à irritabilidade, a relações conflituadas, ao desamor e à infelicidade.

A ampliação do mundo perceptivo faz surgir um novo conceito de felicidade que pede alegria e tolerância e renega a tristeza e o desrespeito, e esse talvez seja o melhor resultado do trabalho, pois leva às mudanças nos relacionamentos.

Os principais resultados estão, também, ligados ao conhecimento de si, à liberdade de se emocionar e de se controlar, o reconhecimento do outro, a percepção de aspectos fundamentais da comunicação do casal, como a desqualificação e a desconfirmação do outro que precisam ser substituídas pela qualificação e confirmação, principalmente das suas companheiras e dos filhos e filhas.

As principais conclusões são referentes ao fato de que a violência está muito além do comportamento; é fruto da atitude em relação ao outro e no caso desses casais, frente às mulheres.

A atitude desses homens está atrelada às atitudes de seus ascendentes, que lhes foram transmitidas transgeracional e socialmente. A grande e difícil questão se relaciona aos valores familiares e sociais que são passados sob a chancela da educação. Mudá-las, na maioria dos casos, implica em negar a autoridade do pai, o que causa sofrimento psicoemocional.

Os grupos reflexivos são um encontro com emoções desconhecidas ou conhecidas, mas de expressão proibida e o grande ganho que se obtém é a ideia de que construções coletivas não se fazem pela violência. Agressões não são justificáveis em nenhuma circunstância.

Com a diminuição significativa de reincidência da violência dos homens que participaram dos grupos socioterapêuticos, viu-se que a lei não impede a violência, mas os valores podem fazê-lo.

Referências Bibliográficas

BAUMAN, Z. **Amor líquido:** sobre a fragilidade dos laços humanos. Petrópolis: Vozes, 2004

BUENO, S. **Violência contra a mulher 2021**. Brasília: Fórum Brasileiro de Segurança Pública, 2021. v 5. Disponível em: https://forumseguranca.org.br/wp-content/uploads/2022/03/violencia-contra-mulher-v5.pdf. Acesso em: mar. 2021.

BYOND, L. Casos de feminicídio crescem 22 em 12 estados durante pandemia. **Agência Brasil**, [s. l.], 2020. Disponível em: https://agenciabrasil.ebc.com.br/direitos-humanos/noticia/2020-06/casos-de-feminicidio-crescem-22-em-12-estados-durante-pandemia. Acesso em: mar. 2020.

MEDRADO, B.; LYRA, J. Por uma matriz feminista de gênero para os estudos sobre homens e masculinidades. **Revista Estudos Feministas**, Brasília, v. 16, p. 20-35, 2008.

MINAYO, M. C. S. **Pesquisa social:** Teoria, método e criatividade. Petrópolis: Vozes, 2007.

MORENO, J. L. **Psicodrama**. São Paulo: Ed Cultrix, 1997.

MORIN, E. **Introdução ao pensamento complexo**. 5. ed. Porto Alegre: Sulina, 2015.

RAMOS, M. E. C. Homens e Mulheres envolvidos em violência e atendidos em grupos socioterapêuticos: união, comunicação e relação. **Revista Brasileira de Psicodrama**, São Paulo, v. 21, p. 39-54, 2013.

RAMOS, M. E. C.; SANTOS C.; DOURADO, T. Violência intrafamiliar: desvelando a face (oculta) das vítimas. *In:* LIMA, F. R.; SANTOS, C. **Violência doméstica:** Desafios na intervenção criminal e multidisciplinar. Rio de Janeiro: Lumen Juris, 2009. p. 59-68.

REY, G. F. L. **Sujeito e Subjetividade:** uma aproximação histórico-cultural. São Paulo: Thomson Learning, 2003.

CAPÍTULO 16

SEGREDOS E VIOLÊNCIA NAS FAMÍLIAS, EXPERIÊNCIAS VINCULARES E CONJUGAIS NA PANDEMIA DE COVID-19

Maria Barradas de Castro

> *"Descubrir un secreto nos expone a la possibilidade tanto de profundizar una relación como de perderla..."*
> *(IMBER-BLACK, 1998)*

Em 1985, Evan Imber-Black refletiu e reviu sua prática clínica no atendimento de uma família, cujo segredo de meio século a mantinha presa em nós dolorosos, incluindo padrões de rompimento, alianças encobertas e sintomas debilitantes. A partir dessa experiência, os estudos e pesquisas sobre segredos foram explorados pela autora e colaboradores, apontando necessidade de os terapeutas refletirem sobre seus próprios valores a respeito dos segredos nas relações. Como lidar com um tema que envolve questões de poder e da vergonha na família, na formação das lealdades intergeracionais?

Segundo a autora, segredos são fenômenos sistêmicos, incluindo áreas íntimas e profundas da vida familiar e individual, que permeiam as relações e têm existido em todos os tempos e contextos. Assim, as famílias enfrentam dilemas especiais sobre o *secreto*, a privacidade, o silêncio e a *sinceridade*. Qual o efeito dos segredos na vida das pessoas? São considerados como positivos, nocivos ou perigosos? Dependendo de valores e crenças, eles podem alterar dramaticamente aspectos da vida das pessoas e do ciclo familiar, passando a ser um fenômeno transgeracional. Eles estão presentes nas relações, em todos os seus aspectos, além de estarem também, na terapia e nos grupos sociais em geral.

Evan Imber-Black (1985) refere que o fenômeno *segredo* permaneceu e se mantém até hoje o mesmo. Para ela, existem várias explicações, em razão da falta de foco na questão desse tema, sendo uma delas na terapia familiar na década de 50-60, sobre os padrões familiares, afastando-os de sua importância na relação familiar. Explica, ainda, que a confidência confronta diretamente o terapeuta com a necessidade de explorar seus próprios valores e suas crenças em relação à manutenção e à revelação deles, como também planejar estratégias éticas e profundas para tratá-los. Ao serem revelados, podem emergir dilemas éticos complexos, como um efeito curativo para a relação, como colocar pessoas, famílias e os terapeutas em situação de risco. É necessário que o profissional seja cuidadoso no momento da revelação e nas consequências.

Existem segredos positivos que são aqueles temporários, tais como uma surpresa de aniversário, fases dos adolescentes em busca de sua identidade ou como estratégias para proteger a pessoa oprimida pela violência. Nocivos, em geral de longa duração, podem levar as pessoas a adoecer física e psicologicamente e o ambiente familiar ser submetido à agressividade. Perigosos, guardados por um longo período, põem em risco a vida das pessoas e as de familiares detentores deles, levando não só a vítima da agressão ao adoecimento, mas também todo o sistema familiar. Em geral, a comunicação da família com o histórico abusivo é distorcida, comunicam-se pouco com o meio externo e, em geral, são fechadas, devido ao segredo imposto e pelas regras criadas por elas e pelo(a) agressor(a); diferentes das que são estabelecidas pela sociedade, baseadas na ética e na moral.

O conteúdo dos segredos têm vários significados e a sua revelação pode alterar seu significado. Ele pode distorcer a comunicação entre as pessoas e os membros da família podem tornar-se "surdos", "mudos" e "cegos" pela informação recebida do acontecimento doloroso e debilitante.

A própria experiência clínica tem mostrado que não basta a revelação, o trabalho continua muitas vezes longo, sendo importante a restauração da confiabilidade e a reestruturação familiar, sejam elas unidas ou separadas.

Segredos, isolamento social na pandemia e em situações de catástrofes

O segredo considerado perigoso e nocivo no isolamento social, devido à pandemia, como da Covid-19, ou numa situação de catástrofe pode funcionar como o efeito de uma bomba-relógio. Pode explodir com a revelação do(a) agressor(a) ou outro fator, como gatilhos que remetem a situações adversas de abusos sofridos na infância.

O menor convívio com o(a) agressor(a) já pode ser considerado uma violência e a submissão aos seus desejos potencializa os traumas vividos, podendo emergir mais sentimentos de revolta, raiva depressão, angústia, ansiedade e sintomas físicos como erupções na pele, dores no corpo, distúrbios alimentares, enxaqueca e outros.

Observamos em situações de catástrofes da natureza indivíduos, casais e famílias confinados em um ambiente de abrigo ou em casas de familiares viverem relações abusivas potencializadas. Os sentimentos recalcados de raiva e revolta já existentes pelas violências emocionais, físicas e sexuais vividas nas relações familiares podem gerar mais conflitos e consequentemente mais violências.

As denúncias e revelações dos segredos de agressão intrafamiliar têm sido feitas em geral por vizinhos e amigos de forma anônima, tendo em vista a dificuldade das vítimas em revelar seu sofrimento e denunciar o abuso em momento pandêmico e nas situações em que é necessário o confinamento. O aumento de feminicídio e violência contra crianças têm sido observados levando-as, muitas vezes, a óbito.

Zampieri (2021) refere-se às pessoas danificadas pela pandemia de Covid-19 e à opressão vivida pela violência dentro das famílias ressaltando: *"o vírus chegou impactando e colocou as pessoas frente às incertezas e os imprevistos!"*. A presença da dor, da morte, do medo, da angústia, da infelicidade, das contradições, mas, sobretudo, dos óbitos e da amplitude com a pandemia aliada à violência intrafamiliar tem sido um divisor para a desesperança e falta de fé.

Viver e conviver com o(a) agressor(a) e suas ameaças dentro da família não é fácil e ainda mais com o isolamento social. Trabalhar de forma remota, com crianças fora da escola, serviços domésticos, desemprego, enfim uma situação de incerteza de tudo, o medo de contrair a Covid-19 e a violência em família. Como lidar com o medo, a angústia e a ansiedade em segredo?

As violências físicas, sexuais e emocionais tornam-se mais presentes em situações ameaçadoras como a pandemia e as catástrofes. Em relação ao abuso emocional, as feridas são invisíveis e profundas e é difícil provar, pois quem está de fora não vê. Costuma-se dizer que fere a alma. A pessoa vai adoecendo, com autoestima baixa, sintomas de depressão, podendo chegar à autolesão, tentativa ou mesmo concretização do suicídio. Em geral, o(a) agressor(a) usa de sedução, ora com atitudes desagradáveis, ora com elogios, que confundem os sentimentos da pessoa controlada e presa aos nós tóxicos da relação.

Barberá (2004) refere-se à violência conjugal como uma expressão de uma relação disfuncional. Afirma que a incorporação da forma de agressão psíquica, embora muitas vezes não vista, é perceptível em seus efeitos, criando um clima de tensão, rancor e rejeição, gerando um terreno fértil para que o ódio se instale no casal.

A pandemia de Covid-19 e as situações de desastres e catástrofes têm gerado nas famílias muito sofrimento pelas perdas afetivas e materiais, sendo um gatilho para sintomas novos ou aumentados, principalmente nas que possuem um histórico abusivo. Todos são danificados!

Homens e mulheres que vivem relacionamentos tóxicos e que tiveram em suas vidas uma relação objeto de amor, fazem-nos questionar onde foi que se perderam. Será que já existia a violência emocional e não percebiam ou acreditavam que após o casamento tudo passaria? Defeitos e reclamações diárias do(a) parceiro(a) ocorriam e não havia um reconhecimento de onde a espiral da violência psicológica poderia chegar?

A violência emocional constrói-se na convivência, no cotidiano, às vezes, sem que se tenha a consciência dos estragos que causam para a relação do casal, muitas vezes ficando legitimada, deixando de ser reconhecida como tal, relata Bustos (1997).

Nos atendimentos clínicos, observamos relações conjugais e familiares danificadas pela violência emocional, porém muitas vezes não percebidas, e não se repara nos estragos que ela mesma provoca. Parece difícil admitir que isso possa ocorrer por parte daquele(a) em quem depositou o amor. Muitas vezes, a pessoa danificada só se dá conta quando extrapola para a violência física, mas, mesmo assim, ainda acredita nas juras de amor e pedidos de perdão. Com a pandemia, o isolamento social e catástrofes, houve um aumento das agressões emocionais e físicas nas famílias. As residências tornaram-se pequenas para a convivência. O lugar que poderia ser de encontro afetivo tornou-se um espaço de enfretamentos, de temores e medos. Convivem agressor e vítima no mesmo espaço, em estado de alerta emocional constante. A desconfiança, o ressentimento e as mágoas impedem uma comunicação saudável, adoecendo a família.

Qual o papel da privacidade em relação ao espaço de vida de cada um, dentro da família nesse momento sem espaço físico e emocional? Como ter privacidade se está sob o controle do(a) agressor(a)? Revelar a quem? Quando? Para onde ir? Ou para onde vai o(a) agressor(a)? Como viver sem ele (ela)? São vários os questionamentos.

Muitas pessoas que vivem em relações disfuncionais não conseguem fazer queixas ou denunciar em situação de pandemia ou desastres, sentem-se limitadas, oprimidas, culpam a si mesmas e questionam: será esse o momento da revelação, da denúncia? Em geral, o(a) abusador(a) aproveita-se desse momento para agredir cada vez mais a pessoa indefesa que está sob seu controle emocional e/ou financeiro. O emaranhamento na relação abusiva dá vazão para usar seus instintos agressivos e perversos do poder e controle sobre o outro.

Rompendo o segredo e o silêncio do abuso sexual

Joana é uma jovem solteira de 24 anos, filha única, que foi indicada para terapia por uma pessoa amiga da família, após uma tentativa de suicídio.

Relata que sempre foi calma, mas andava chorona e explosiva, com a sensação de sempre estar incomodando o outro. Praticava esporte, participava de competições, ia diariamente à academia, com certa compulsão. Na última competição obteve a segunda colocação, embora sendo iniciante. Ficou chateada e com vergonha. Foram comemorar, mas não sentia a comemoração. "Eu perdi"! Revelou que bebeu demais, chegou à casa do namorado passando mal e vomitou no sofá. Ele reclamou, ela passou a dar tapas nele. Joana pegou uma faca e cortou o pulso; quando viu muito sangue, desesperou-se e ele a socorreu, levando-a um pronto socorro e depois à casa dos seus pais. Confessou que ficou com muito medo de estragar a relação e de ter traumatizado o namorado com quem pretendia se casar. Depois do ocorrido, ficou pensando e falando para si mesma: *"Você não é assim"*!

Joana reconheceu que, por insegurança, deixou de fazer os exercícios que havia planejado para seguir a orientação do namorado. *"Deveria ter feito do meu jeito, meu namorado me rejeitava antes de assumir o namoro, me tratava mal, ainda tenho mágoas"*. Confessou que, *"se tivesse um chicote, se chicotearia para se aceitar e desculpá-lo por tê-la feito mudar os exercícios"* (autolesão).

No relacionamento com os pais, sempre mentiu muito, escondia tudo e passava a imagem de menina responsável e perfeita. Relatou que, quando criança, sua mãe distorcia seus comportamentos e seu pai batia forte nela. Mesmo sendo uma criança, era espancada, não podia errar. Mentia porque tinha medo de se colocar, como até hoje, pois tem medo de expressar o que pensa e sente. Tem mais afinidade com a família paterna, com a qual sua mãe tem conflitos e vive em "corda bamba" para agradar a todos.

Após a tentativa de suicídio, foi para a casa dos pais e não queria ver seu namorado, estava com medo de que ele não a aceitasse mais. Contou para a mãe o ocorrido, recebendo apoio. Não queria mais fazer a psicoterapia, porém sua mãe e o namorado insistiram que continuasse, para evitar se isolar, não entrar em contato com a realidade e, assim, não solucionar as dificuldades.

Iniciamos o processo terapêutico e, após algumas sessões, levantamos os eventos que mais a perturbavam e de que não gostava de lembrar. Relatou alguns e, dentre eles, o abuso sexual na infância por um amigo do avô, aos cinco anos de idade e as surras do pai.

Mencionou que nunca havia falado para ninguém sobre o abuso sexual, que tinha procurado esquecer e que, quando lembrava, "viajava", pensava sobre outras coisas (dissociava).

As situações abusivas vividas durante a infância raras vezes têm testemunhas, a própria vítima confunde-se, achando que o agressor a ama ou que é culpada. Embora na frente das outras pessoas seu agressor sempre a criticasse, dizendo que ela era insuportável, na ausência das pessoas dizia que ela era linda e a amava e, nesses momentos, abusava sexualmente dela.

Joana viveu silenciando as experiências adversas da infância: a violência sexual, emocional e física, o que gerou insegurança, baixa autoestima, responsabilidade pelos atos de violência e mania de perfeição. Durante 20 anos carregou esse segredo, por entender que não seria acreditada. Vivia angustiada, com fortes sentimentos de inadequação, insignificância e vergonha. Aprendeu a mentir para ficar à margem da dor.

Os segredos que envolvem a violência sexual, física e emocional, principalmente quando o agressor é um parente ou muito próximo à família, têm efeitos devastadores, tanto psicológicos, como físicos, interferindo no bem estar individual e nos vínculos familiares.

Os segredos moldam as relações e, por isso, em seus relacionamentos, Joana sempre se comportava com desconfiança, sentindo-se excluída, vista como não aceita. Provocava situações que, de certa forma, validavam seus sentimentos de inadequação e distorção da realidade. Sua vida era como uma panela de pressão. Como adulta, continuou vivendo com a relação conflituosa e violenta dos seus pais, que a incomodava. Por isso, em pouco tempo de namoro foi viver mais na casa de seu parceiro, onde se sentia em paz.

Durante a pandemia, enquanto trabalhávamos a sua tentativa de suicídio, Joana foi se afastando da casa dos pais e ficando mais tempo na casa do namorado.

O sofrimento causado pelos abusos sofridos na infância, a manutenção do segredo, o confinamento pela pandemia na casa dos pais em situação de brigas e crises potencializavam a incerteza de conseguir manter-se com equilíbrio emocional para tornar sua vida mais saudável.

A preparação para revelação do abuso sexual reduziu sua ansiedade em querer "gritar" para a família para justificar suas atitudes e comportamentos considerados inadequados. Trabalhamos as consequências negativas e contribuições positivas em revelar esse segredo como fazê-lo, quando e para quem.

Joana optou por compartilhar com seu namorado, com quem se sente protegida, para entender melhor suas reações diante de situações novas e geradoras de medo e insegurança. Com ele, sente-se acolhida. Não descarta a hipótese de contar aos pais, quando se sentir mais fortalecida. Receia que eles tenham reações intempestivas e provoquem conflito na relação com a avó, com quem têm uma forte relação afetiva. Mais uma vez, manifesta a atitude de proteger os adultos, que não a protegeram.

Como profissional, foi importante acatar suas decisões e respeitar seus argumentos, além de dar acolhimento e proteção. Respeitar seu momento e seu direito à privacidade, até que elabore os abusos sofridos e permita-se revelar ou não esse segredo para seus pais.

Agora, adulta, Joana pode proteger-se de outra forma para revelá-lo, com amadurecimento, sabendo melhor das consequências que poderão advir e dando prioridade a seu bem estar e sua privacidade.

Considerações e reflexões

É importante ajudar a revelação do segredo da violência intrafamiliar que adoece indivíduos e familiares, porém com cuidado e empatia. Acolher e promover uma mudança reparadora para que a pessoa não se sinta culpada e ajudar a aprender a se proteger nos grupos sociais.

Apenas a revelação de confidências, como a violência intrafamiliar, não traz a cura para a pessoa que sofre, daí a importância da ajuda de um profissional especialista para evitar a revelação impulsiva e para oferecer a oportunidade de as vítimas e familiares se organizarem, com a possibilidade de esse segredo ser transformado em privacidade. A omissão do abuso é complexa e exige uma intervenção interdisciplinar, envolvendo medidas protetivas para a vítima e garantia de assistência psicológica, médica e jurídica.

Referências Bibliográficas

BARBERÁ, E. L. Violência e poder na vida cotidiana do casal. *In:* VITALE, M.A.F (org.). **Laços Amorosos.** São Paulo: Editora Ágora, 2004 (p. 95-96).

BUSTOS, D. **Perigo:** amor à vista; drama e psicodrama de casais. São Paulo: Aleph, 1990.

IMBER-BLACK, E. **Segredos na Família e na Terapia Familiar.** Uma visão Geral dos Segredos. Porto Alegre: Artes Médicas, 1994.

IMBER-BLACK, E. **La Vida Secreta de Las Famílias.** Verdad, privacidade y reconciliación en una sociedad del "decirlo todo". Buenos Aires: Gedisa editorial, 1999.

MANDANÉS, C. **Sexo, amor y violência.** Barcelona: Paidós, 1993.

ZAMPIERI, A. M. F. Somos construtores da Saúde Emocional. *In:* SANCHEZ, Jorge; BORDA, João Carlos. **O Vírus da Incerteza.** Você será melhor depois da pandemia. São Paulo: Editora Matrix, 2020, p. 27-35.

CAPÍTULO 17

A IMPORTÂNCIA DA ATIVIDADE FÍSICA NA SÍNDROME PÓS-COVID-19 – UM MOVIMENTO EM DIREÇÃO À SAÚDE

Cristina Delage Resende

A chegada da Covid-19 provocou uma revolução mundial. Repentinos, inesperados e totalmente desconhecidos pela comunidade médica e científica, os efeitos da pandemia modificaram de forma significativa a saúde física, emocional e socioafetiva da população global.

Junto com a insegurança, as poucas informações iniciais e o medo dos efeitos que a doença poderia trazer, a necessidade do confinamento e do isolamento social foi mais uma "sequela", entre tantas outras que ainda estamos aprendendo a combater. Os sintomas clássicos provocados pelo novo Coronavírus, em sua manifestação inflamatória aguda são: febre, distúrbios respiratórios e gastrointestinais, além de outras ocorrências neurológicas, o que sugere efeitos da síndrome no sistema nervoso central.

Atividades físicas

Amplamente recomendada e comprovada, a prática de atividades físicas regulares tem se mostrado grande aliada na prevenção de doenças e, principalmente, como coadjuvante para a boa recuperação no período de tratamento de muitas enfermidades. Durante o tratamento da Síndrome Pós-Covid-19, os exercícios físicos contribuem efetivamente para reduzir ou atenuar os sintomas residuais.

Uma avaliação americana recente, realizada pela publicação *Medicine & Science in Sports & Exercise* (2021), comprovou que a prática de exercícios moderados, desde que realizados de forma contínua, regular, no mínimo cinco vezes por semana, diminui significativamente os índices de pressão arterial e de controle de açúcar no sangue.

As atividades físicas, portanto, realizadas sob planejamento e acompanhamento do educador físico, colaboram para o controle das doenças crônicas, como também para a prevenção da Covid-19, e, principalmente, para o tratamento dos sintomas remanescentes, durante o período de recuperação da doença.

Impactos do confinamento social na prática dos exercícios físicos

Com a chegada da Covid-19, passamos a enfrentar, ainda, um novo desafio: a interrupção das atividades esportivas. Em espaços confinados e academias, fomos obrigados a buscar uma nova alternativa — o ambiente digital. Os treinos passaram a ser feitos com a ajuda de aplicativos, celulares, *tablets* e computadores.

Sob incentivo e orientação da Organização Mundial da Saúde (2020) e do Colégio Americano de Medicina Esportiva (2020), alunos e educadores físicos descobriram que esse novo ambiente — o digital — traz algumas vantagens, além da necessidade de adaptações. Mesmo não sendo essa a forma ideal de realizar plenamente todos os princípios da atividade física, a nova modalidade não deixa de apresentar alguns benefícios, por exemplo, a redução do tempo de deslocamentos, tanto por parte do aluno, quanto do educador físico, e o conforto de realizar os exercícios em horários alternativos, no ambiente doméstico.

Outros pontos positivos da atividade *online* foram a redução de custos e a facilidade de incluir as atividades físicas na rotina dos alunos, o que contribuiu para superar aquele velho argumento da "falta de tempo": ficou mais fácil encontrar horários para os exercícios, seja de manhã logo cedo, no fim do dia ou até mesmo no meio das atividades de trabalho.

Estudos comprovam que pequenos intervalos de 15 minutos de atividade física, realizados três vezes ao dia, proporcionam grandes benefícios à saúde física e emocional: melhor capacidade respiratória, aumento da força muscular, além de garantir mais disposição, bom humor e bem-estar.

Por outro lado, o educador físico deve ter atenção redobrada à boa execução dos exercícios e à segurança dos alunos, permitindo que a boa qualidade de visualização e áudio das atividades *on-line* sejam preservadas. O trabalho apresentado deve contemplar treinos aeróbicos, de força, flexibilidade e equilíbrio.

A síndrome pós-covid

A complicação manifesta-se como uma condição inflamatória, neurológica, com reflexos no sistema musculoesquelético, além de outras perturbações e comprometimentos. Embora a Covid-19 permaneça no organismo por um período restrito, podendo perdurar até no máximo quatro semanas, um a cada cinco pacientes que contraíram a Covid-19 desenvolve sintomas persistentes e duradouros.

Os pacientes costumam relatar queixas, como: fraqueza, dores musculares generalizadas, fadiga persistente, distúrbio do sono, ansiedade, depressão e "névoa" do cérebro. Junto a elas podem se somar, ainda, outras mais graves, como problemas cardíacos, neurológicos, dermatológicos ou a persistência das dificuldades respiratórias. Todo esse cenário tem mobilizado a comunidade médica para, dentro da abordagem multidisciplinar, buscar tratamentos clínicos e complementares que possam amenizar os sintomas e permitir que os pacientes retornem o mais rápido possível à condição ideal.

Nesse sentido, vale reforçar a importância do conceito de Saúde Integrativa, apoiado em seus sete pilares — atividades físicas, alimentação, relacionamentos, sono, saúde emocional, lazer e espiritualidade.

O primeiro contato com o paciente pós-covid

Antes de planejar e elaborar o programa de treinos específicos para a recuperação física e emocional dos pacientes da Síndrome Pós-Covid, o profissional de Educação Física deve começar por uma avaliação cuidadosa da capacidade individual do paciente. O primeiro contato desenvolve-se de forma muito simples e respeitosa: procuramos, em primeiro lugar, entender como foi a experiência pessoal, de que forma o organismo reagiu e qual foi o tratamento clínico prescrito pelo médico. Também precisamos nos informar sobre os reflexos da síndrome nas atividades regulares do dia a dia, se o paciente consegue manter sozinho os cuidados pessoais e a rotina comum do dia a dia.

A primeira conversa é importante não apenas para a avaliação da capacidade física e muscular do paciente, mas, sobretudo, para ajudá-lo a se conscientizar sobre a importância das atividades físicas para a recuperação plena da saúde. É normal que, fragilizado pela doença, ainda haja o receio de que os exercícios, mesmo que muito simples, possam trazer mais cansaço. Em um primeiro momento, por exemplo, para contornar essa situação, o aluno pode executar os exercícios deitado na cama. Com a progressão dos treinos e conforme for sendo adquirida maior segurança e confiança, podemos evoluir para a posição sentada, com o aumento gradual do número de exercícios, dos grupos musculares trabalhados, do volume e da intensidade dos treinos.

O ambiente

Os exercícios devem ser feitos em ambientes claros, ventilados, o mais próximo possível da natureza, mesmo que seja apenas junto a uma janela. Se o paciente ainda não consegue sair, podemos trazer um pouco de verde para perto dele, junto com alguns sons prazerosos, como o canto de pássaros, sons da natureza ou uma música suave. Esse cuidado com o ambiente ajuda a preparar não só o corpo, mas a devolver o prazer de ampliar o espaço físico e preparar o "aluno-paciente" para o retorno gradual às atividades usuais, fora do confinamento.

Primeiros passos

O programa de exercícios será elaborado para contemplar alongamentos, seguidos de atividades aeróbicas e anaeróbicas.

Os exercícios de alongamento ajudam a diminuir tensões, deixam os músculos e articulações relaxados, flexíveis e permitem que os próximos movimentos sejam feitos com mais facilidade e fluidez. O alongamento permite uma boa percepção do próprio corpo, dos músculos e deve ser feito regularmente, sobretudo de manhã, ao acordar, ou em intervalos regulares, ao longo do dia, depois de algumas horas na posição sentada.

Nos pacientes com a Síndrome Pós-Covid, no entanto, eles são essenciais, pois ajudam a despertar a musculatura e trazer de volta o desejo de se movimentar. Eles devem ser executados com calma, para permitir a percepção da evolução contínua dos movimentos, de forma sutil, relaxante e revigorante.

A sequência do planejamento dos exercícios aeróbicos no período pós-Covid também começa de forma gradativa. Podemos começar com o paciente deitado ou sentado em uma cadeira e, em seguida, avançamos para movimentos de sentar-se e levantar, caminhar por espaços reduzidos, com apoio, inicialmente durante apenas alguns poucos minutos e depois aumentando gradativamente os períodos, sempre levando em conta o respeito à capacidade individual.

Os exercícios de força também são importantes para recuperar a massa muscular e, consequentemente, levar a um estado de ânimo melhor e mais disposição física e mental. Começamos com os chamados treinos calistênicos, que usam o peso do próprio corpo para fortalecer a massa muscular e, assim que possível, acrescentamos, gradativamente, pequenas cargas, de meio quilo ou um quilo, conforme a evolução e a capacidade do aluno em cada momento da sua recuperação.

O diálogo constante é fundamental para alinhar a expectativa do paciente e relacioná-la ao planejamento efetivo dos objetivos e métodos. Todo esse cuidado ajuda a despertar a consciência, o interesse, o ânimo, a motivação e o engajamento. Reforçamos a importância do respeito à individualidade, tanto em relação à frequência dos exercícios, como também na intensidade e até mesmo na escolha do melhor horário, aquele em que a pessoa se sente mais disponível e disposta.

O princípio da adaptação

Quando oferecemos algumas situações estimuladoras, o corpo responde com reações fisiológicas que alteram o equilíbrio interno e levam a uma série de respostas positivas: depois do estímulo, o corpo começa a se recuperar e, assim, podemos planejar um treinamento contínuo e crescente. O volume do treino pode ser aumentado tanto no aporte de cargas progressivas, quanto no acréscimo do número de repetições ou no número de séries. O movimento crescente acontece tanto nos exercícios de força, quanto nos aeróbicos, com segurança e eficiência. Proporcionamos ao organismo a oportunidade de receber sobrecargas contínuas, respeitando o tempo de recuperação e adaptação.

A importância da continuidade

O paciente será sempre informado sobre cada etapa do planejamento de treino. O profissional, por sua vez, deve estar atento às respostas e necessidades do paciente. Dessa forma, os dois juntos conseguem planejar e executar um programa personalizado, com movimentos específicos, dentro da biomecânica adequada.

O mais importante, no entanto, é fazer com que o paciente participe ativamente de todas as etapas do processo, desde o planejamento, passando pela execução e continuidade do treino, de forma ativa e, sobretudo, confortável.

O desenvolvimento contínuo do treino proporciona uma série de benefícios, tanto na recuperação funcional, como na capacidade cardiorrespiratória e no aumento da força muscular. A partir da progressão das atividades físicas, o paciente começa a perceber os resultados, com a diminuição do cansaço e o aumento do bem-estar.

A Organização Mundial da Saúde (2020) recomenda que devemos fazer 30 minutos de exercícios diários de intensidade moderada a vigorosa. No período pós-Covid, no entanto, o ideal é começarmos, nos dois primeiros meses de treinamento, com 150 minutos semanais, divididos conforme a disponibilidade ou a realidade do paciente. Voltar aos exercícios logo no início do período pós-Covid-19 tem resultados positivos cientificamente comprovados, não só na recuperação da capacidade física, mas também no combate às sequelas da doença. Os estudos apontam que os exercícios físicos funcionam também como um tratamento coadjuvante e contribuem para a recuperação plena e efetiva.

Movimento é vida, movimento é saúde

Os exercícios físicos devem ser presença constante na nossa vida — na saúde e na doença! Quando movimentamos o corpo, despertamos os músculos, lubrificamos as articulações, conquistamos não só um corpo forte e saudável, como cuidamos também da saúde emocional. A partir do momento em que começamos a nos exercitar e colocamos a atividade permanentemente em nossa rotina, despertamos a liberação de muitos hormônios responsáveis por deixar a vida mais leve, feliz e harmoniosa.

A pandemia da Covid-19 trouxe reflexos não só na saúde física. O isolamento social, a falta da presença e dos contatos físicos afetivos, de abraços, beijos, carinhos, além dos estímulos visuais e auditivos da natureza, também afetam a produção hormonal, em especial, a produção de ocitocina, um dos hormônios relacionados à felicidade.

Praticar exercícios físicos, como já sabemos, é uma forma de estimularmos a produção não só da ocitocina, mas de muitos outros hormônios que, comprovadamente, contribuem para o bem-estar emocional, como a endorfina e a dopamina. A prática regular e contínua de exercícios impulsiona a produção de outros hormônios importantes para o controle dos níveis de açúcar no sangue, da pressão arterial e do fortalecimento do sistema imunológico. Além de tantos benefícios, os hormônios também contribuem para reduzir e controlar as manifestações infecciosas. É o caso, por exemplo, do cortisol, da somatropina, da insulina, do glucagon, da adrenalina e noradrenalina, da leptina e da irisina.

Durante todos os momentos de atividades físicas, em especial, nos processos de tratamento e cura das doenças, é importante ter calma e paciência: pequenas melhoras são o resultado de grandes esforços. A meta é ter a melhor qualidade vida possível, conseguir manter a rotina diária e realizar com prazer os exercícios físicos. Mesmo que em um primeiro momento eles sejam extremamente simples, no final, representam grande vitória.

Constância é a melhor forma de avançar. Inspire, expire, respire.! Movimento é saúde e vida!

Referências Bibliográficas

BARTON J.; ROGERSON, M. **The importance of green space for mental health**. USA: BJ Psych Int., 2017.

GUIMARÃES, J. A. C. Estudo transversa sobre uso de ferramentas virtuais para orientar a atividade física durante a Covid-19. **Rev Bras Ativ Física Saúde**, São Paulo, n. 25, e0150, 2020.

NOGUEIRA, C. J. et al. **Precauções e recomendações para a pratica de exercício físico em face a Covid-19:** Uma revisão integrativa. USA: Scielo preprints, 27 mar. 2020.

RESENDE, C. D. Autocuidados: um brinde à saúde. *In:* ROCHA, G. S. T. da. **Saúde Integrativa para todos**: orientação e práticas de autocuidado. Curitiba: Ponto Vital Editora, 2018, p. 21-32.

VULCZAK, A.; MONTEIRO, M. C. Exercício físico e interações endocrine-imunes. **Revista Eletrônica Lato Sensu**, São Paulo, v. 3, n. 1, p. 1-25, 2008.

CAPÍTULO 18

A TÉCNICA DE REDUÇÃO DE ESTRESSE – TRE E O PROGRAMA DE AJUDA HUMANITÁRIA PSICOLÓGICA: ENCONTRO PROMISSOR PARA INTERVENÇÃO DURANTE E APÓS A PANDEMIA

Fabrício Lemos Guimarães
Marcelo Amaral
Mariano Pedroza

"O corpo: ele sabe sem saber [...] o corpo sabe sem precisar pensar. O corpo é sábio. O corpo é educador por graça, de nascimento..."
(ALVES, 2011)

A Técnica de Redução de Estresse (TER) foi criada e desenvolvida por David Berceli (2007, 2010), sendo denominada inicialmente como Exercícios para Liberação do Estresse e Trauma – TRE (do inglês: *Tension and Trauma Release Exercises*). É um método integrativo que estimula os mecanismos naturais de regulação do sistema nervoso autônomo e favorece o restabelecimento físico e psicoemocional. É uma sequência de exercícios corporais conscientes, produtores de relaxamento e bem-estar por meio de tremores neurogênicos (AMARAL, 2015, 2018, 2021; MACEDO, 2013; PEDROZA, 2013, 2015, 2022).

É um método não invasivo, não catártico, não interpretativo, com aplicação em ampla variedade de contextos. A técnica impressiona pela simplicidade, pelo embasamento teórico e pelos resultados (BEATTIE; BERCELI, 2021; MOTA, 2021; PEDROZA, 2013, 2015, 2022). A TRE foi aplicada inclusive em pesquisa de mestrado pela Universidade de Brasília (UnB) no contexto da justiça no Brasil com homens e mulheres em situação de violência conjugal (MACEDO, 2013) e, recentemente, em uma tese de doutorado sobre elaboração de experiências estressoras e traumáticas de mulheres em situação de vulnerabilidade pela Universidade de Campinas – Unicamp (MOTA, 2021). Além de outras pesquisas no contexto brasileiro (ALMEIDA, RODRIGUES, 2021) e internacional (BEATTIE, BERCELI, 2021).

O professor David Berceli, Ph.D, é assistente social, psicoterapeuta e filósofo. Durante mais de 20 anos, viveu em diversos países assolados por catástrofes, desastres, guerras e conflitos armados. Essa vivência exigiu que ele buscasse novos conhecimentos e possibilidades de intervenção terapêutica que fossem aplicáveis em larga escala em contextos de grande adversidade e/ou catástrofes nas quais a prática clínica ortodoxa mostrava-se inviável ou não suficiente (BEATTIE; BERCELI, 2021; PEDROZA, 2015). A TRE possibilita a instrumentalização e autonomia dos indivíduos. Após algumas sessões supervisionadas por facilitadores, as pessoas podem continuar a prática da TRE em seu próprio ambiente e cuidando-se sem necessitar de um terapeuta (BERCELI, 2010; MACEDO, 2013).

Ao longo dos anos de experiência direta com populações sob impacto de estressores extremos, Berceli desenvolveu um método bem estruturado de regulação do sistema nervoso autônomo para ajudar as pessoas no processo de dissolução das tensões profundas e superação dos efeitos do estresse acumulado e das experiências traumáticas (MACEDO, 2013; PEDROZA, 2015).

A TRE vem beneficiando milhares de pessoas em mais de 60 países. Inicialmente, desenvolvida e utilizada enquanto instrumento de prevenção e alívio do Transtorno do Estresse Pós Traumático (TEPT) em contextos de catástrofes e desastres, ela vem sendo, atualmente, mais utilizada por pessoas de todas as idades em diferentes culturas para reduzir a ansiedade e as tensões físicas decorrentes do estresse do cotidiano e na prevenção do desenvolvimento de transtornos mentais mais complexos (ALMEIDA; RODRIGUES, 2021; AMARAL, 2015, 2018, 2021; PEDROZA, 2013, 2015, 2022).

A técnica pode ser utilizada, inclusive, por corporações e profissionais que atuam em contextos de risco e/ou estresse extremo (militares, policiais, bombeiros, paramédicos, profissionais de saúde e outros). Esses profissionais têm encontrado na TRE uma forma segura e eficaz para o processamento das tensões e do estresse gerados pela própria natureza da atividade profissional, ainda mais quando atuam em contextos de catástrofes e tragédias. Os benefícios incluem relaxamento profundo, restauração do sono e superação de medos, fobias e outros sintomas característicos do estresse acumulado (ALMEIDA; RODRIGUES, 2021; PEDROZA, 2015). Pode ser um meio de autocuidado para profissionais que lidam com tragédias e catástrofes, inclusive no contexto recente de pandemia da Covid-19 (LINHARES; ENUMO, 2020; MACEDO, 2013, NOAL *et al.*, 2020; SCHMIDT *et al.*, 2020).

Segue um roteiro sintético com as principais características da T.R.E. (BEATTIE; BERCELI, 2021; MACEDO, 2013; MOTA, 2021; PEDROZA, 2013, 2015, 2022).

O que é a TRE (Técnica para Redução de Estresse)

A TRE é uma série inovadora de exercícios, cujo método propõe uma sequência de movimentos simples que acionam uma resposta natural de regulação do sistema nervoso autônomo por meio de tremores e movimentos involuntários. Por esse processo, é possível liberar, de forma segura, as tensões musculares profundas e restabelecer o equilíbrio corporal e psicoemocional do organismo. Essa técnica é indicada para as pessoas interessadas na redução da ansiedade, das tensões musculares e de outros sintomas causados pelo estresse diário ou por contextos de catástrofes, tragédias e pandemia.

Benefícios da prática regular da TRE

É muito indicada na prevenção de transtornos de estresse e ansiedade, especialmente desenvolvida para pessoas com insônia, irritabilidade, medos, fobias, depressão e doenças psicossomáticas oriundas de diversas situações estressantes, ansiogênicas e/ou traumatogênicas. Também para pessoas que buscam promoção de saúde, prevenção de doenças e melhoria da qualidade de vida, praticantes de atividades física e profissionais de diversas áreas (saúde, educação, jurídica, segurança pública, dentre outras) como meio de autocuidado e prevenção do *burnout* — esgotamento emocional no trabalho.

Características da TER

- Os exercícios são fáceis de aprender e de praticar.
- Podem ser aplicados em grandes grupos, em contextos diversos, sem necessidade de infraestrutura complexa.
- Podem ser facilmente adaptados para pessoas idosas, com dores crônicas e/ou com dificuldade de locomoção.
- São autoaplicáveis e fáceis de serem integrados à rotina diária.
- Tem efetividade imediata em muitos casos, em que benefícios duradouros vão sendo alcançados gradativamente com a prática regular.

- Fortalece os mecanismos naturais de restabelecimento da saúde física e psicoemocional.

- Permite a redução e dissolução gradual de tensões geradas pelo estresse acumulado.

- Favorece a regulação do sistema nervoso autônomo e empodera a pessoa na sua capacidade de autocuidado e de autorregulação.

- Restabelece as sensações de relaxamento e de segurança do corpo, contribuindo para sensação de bem-estar, tranquilidade e melhoria da qualidade de vida.

- Tem potencial de ser associada como prática complementar às outras terapias ou tratamentos de saúde física e/ou psicológica.

- Não traz efeitos colaterais negativos, desde que a pessoa respeite seus limites.

- É um método não invasivo, não catártico, não interpretativo.

- Promove a autorregulação e autoconhecimento corporal, emocional e psicológico.

Recomendações para as sessões

Para o melhor aproveitamento dos resultados da TRE, é recomendável que as pessoas:

- Usem roupas leves e confortáveis, que facilitem os movimentos do corpo.

- Evitem uma refeição mais farta antes da prática.

- Avisem aos facilitadores sobre condições de saúde especiais ou limitações físicas.

- Respeitem os limites de seu corpo e os sinais que ele dá durante e após a prática.

- sigam recomendações médicas quando indicado.

- A TRE não substitui tratamentos médicos e ou psicológicos.

- Menores de idade deverão estar acompanhados dos pais/responsáveis ou tenham autorização deles.

- Observem algumas contraindicações: gestantes (especialmente nos três primeiros meses) e pessoas com transtornos psiquiátricos agudos não compensados.

Algumas aplicações: TRE nos Parques

O projeto TRE nos Parques foi criado em Brasília há seis anos por três facilitadores certificados (Raquel Flores, Paulo Henrique Silva e Elisabete Alves Vieira) e, atualmente, diante do sucesso do projeto, foi ampliado para diversos locais do Brasil e do mundo: Luziânia – GO, Ananindeua – PA, Presidente Prudente – SP, São Paulo – SP, Porto Alegre – RS, Buenos Aires – Argentina, Durban – África do Sul, Minneápolis – EUA, e Semarang – Indonésia. Essa técnica beneficia centenas de pessoas com a prática segura dos exercícios em locais públicos e de forma gratuita.

Em Luziânia, a *TRE nos parques* teve três edições no ano de 2019. A prática foi organizada e conduzida pelos facilitadores Fabrício Lemos Guimarães, Monique Carvalho, Raquel Flores, Paulo Henrique Silva, Cristina Flores, Elizete Batista, Marcelo Amaral e outros facilitadores convidados de Brasília e Goiânia. A primeira edição contou com aproximadamente 110 participantes, teve repercussão na TV local e até divulgação internacional na página do fundador da técnica, professor David Berceli.

Algumas aplicações: Santa Maria – RS, no Programa de Ajuda Humanitária Psicológica (PAHP)

Após a tragédia decorrente do incêndio da Boate Kiss, em 2013, foram organizados vários Programas de Ajuda Humanitária Psicológica (PAHP) coordenados pela Prof.ª Dr.ª Ana Maria Fonseca Zampieri. Dentre as diversas técnicas e abordagens tradicionais do PAHP, o facilitador Dr. Fabrício Lemos Guimarães, conduziu a prática de TRE para profissionais que estavam atuando na intervenção com sobreviventes e demais pessoas atingidas direta e indiretamente pela tragédia.

O grupo de participantes beneficiados da prática de TRE incluiu oito jovens voluntários do Rotaract de Santa Maria-RS e uma profissional/professora-coordenadora do PAHP.

Após a prática, os(as) participantes relataram extremo relaxamento, sensação de paz, alívio, segurança e conforto. Eles foram orientados a continuar a prática da TRE como ferramenta de autocuidado para lidar com o impacto da tragédia da boate prevenir novos acúmulos de tensão, estresse e/ou traumas.

Posteriormente, a convite da professora-coordenadora do PAHP, essa experiência foi apresentada no I Congresso da Associação Brasileira de Programa de Ajuda Humanitária Psicológica (ABRAPAHP) que aconteceu em São Paulo, em 2014.

TRE no SUS e em período de pandemia de Covid-19

A TRE foi introduzida na Secretaria de Saúde do Distrito Federal (SES-DF), em 2010, como uma Prática Integrativa em Saúde e oficialmente incluída na Política Distrital de Práticas Integrativas em Saúde (PDPIS), em 3 de junho de 2019, passando a integrar o rol das 17 Práticas Integrativas oferecidas pelo SUS no DF (AMARAL, 2015, 2018, 2021).

A TRE é oferecida presencialmente em diversas unidades de saúde sendo utilizada como ferramenta de promoção de saúde, alívio do estresse e melhora da qualidade de vida. Também vem sendo indicada como terapia coadjuvante para quadros de doenças crônicas e transtornos mentais.

A partir de março de 2020, com o advento da pandemia da Covid-19, a Gerência de Práticas Integrativas em Saúde da SES-DF criou um programa de oferta de TRE *online*, pelo SUS, de forma gratuita. O programa é coordenado pelo médico da SES-DF, Dr. Marcelo Amaral, e foi inicialmente desenvolvido para oferecer apoio emocional aos profissionais de saúde, como meio de prevenir o adoecimento decorrente do estresse relacionado à pandemia. O projeto fez tanto sucesso que logo foi expandido para toda comunidade do Distrito Federal e de outros estados.

A Técnica de Redução de Estresse (TER) pode ser facilmente inserida nos protocolos do Programa de Ajuda Humanitária Psicológica (PAHP), sendo uma intervenção promissora no contexto da pandemia para lidar com o impacto da Covid-19, assim como de outras tragédias, tais como a de Petrópolis. A TRE pode ser mais um recurso para somar às demais estratégias de intervenção do PAHP para enriquecer ainda mais esses programas de ajuda humanitária, bem como expandir a sua capacidade de atuação, seja presencial e/ou *online*.

A TRE como estratégia de Autocuidado e Cuidado entre Ativistas

O ativismo envolve o planejamento e execução de ações que, com frequência, implicam situações de estresse extremo e potencialmente traumáticas. O estresse crônico sobrecarrega o sistema nervoso levando a quadros de adoecimento e vulnerabilidade das/dos ativistas. Diante dessa realidade, a implementação de práticas de autocuidado e cuidado coletivo é fundamental para o empoderamento das/dos envolvidas/dos no cuidado com a própria saúde e a sustentabilidade da rede. Aqui, apresentamos algumas experiências.

A convite de Centro Feminista de Estudos e Assessoria (Cfemea), foi realizada, em 2015, uma primeira turma de capacitação de facilitadoras de TRE para implementar a técnica como parte da estratégia de autocuidado e cuidado entre ativistas. Equipes de integrantes da rede passaram a implementar a TRE (que rebatizaram de TREM – TRE entre Mulheres), nos distintos contextos onde seus "Coletivos" atuam. Como estratégia de expansão da atividade na rede nacional do Cfemea e da Articulação de Mulheres do Brasil (AMB), a Centrar ofereceu apoio técnico para a realização de capacitações em TRE para equipes de ativistas feministas em diferentes regiões do Brasil. Foram realizadas no total cinco turmas de capacitação (DF, centro-oeste, nordeste, norte, sudeste). A TRE passou a integrar, de forma sustentável, a estratégia de autocuidado e cuidado entre ativistas da rede feminista no Brasil.

Em 2021, durante a pandemia, as atividades foram adaptadas para a modalidade *online*. Foram realizadas duas turmas de revisão e aprofundamento.

Em 2018, a Centrar ofereceu uma capacitação de TRE para a rede da Comissão Pastoral da Terra (CPT). Por suas características, a TRE pôde ser implementada de forma sustentável em contextos extremamente desafiadores que caracterizam a luta dos/as ativistas da rede da CPT (conflitos no campo, combate ao trabalho escravo, entre outros). Vale ressaltar que, inicialmente, houve questionamentos por membros da rede sobre a necessidade do autocuidado e cuidado coletivo como uma prioridade. O enquadramento da TRE como estratégia de sustentabilidade das ações do ativismo, somado aos óbvios benefícios que os participantes da primeira turma experimentaram na prática (melhora do sono, redução dos níveis de tensão, alívio dos níveis de ansiedade, sensação de maior bem-estar, melhora nas relações no contexto institucional) levou a uma transformação na própria cultura da organização, que passou a entender o autocuidado como elemento estratégico para a rede.

Em 2019, iniciou-se uma segunda turma de capacitação. Com o contexto da pandemia de Covid-19, também nesse caso foi necessário adaptar a realização das atividades em plataformas *online*. Está em andamento a terceira turma de capacitação na rede da CPT.

TRE como prática complementar na rede de Terapia Comunitária Integrativa (TCI)

Em 2010/2011, foi realizada em Fortaleza uma capacitação em TRE para terapeutas comunitários da rede da Abratecom. Terapeutas comunitários foram capacitados para aplicar a técnica nos contextos comunitários onde já atuavam. Desde então, a TRE passou a fazer parte das atividades semanais regularmente oferecidas no Projeto 4 Varas, berço da Terapia Comunitária Integrativa, na comunidade do Pirambu, em Fortaleza. A prática também passou a ser adotada na formação de terapeutas comunitários por vários Polos Formadores da rede da Associação Brasileira de Terapia Comunitária – Abratecom (PEDROZA, 2013, 2022).

Após a breve descrição de algumas aplicações da Técnica de Redução de Estresse (TER), entendemos que a TRE pode ser mais um recurso para somar às demais estratégias de intervenção do Programa de Ajuda Humanitária Psicológica.

Referências Bibliográficas

ALMEIDA, J. T.; RODRIGUES, G. O. **Tension Trauma Releasing Exercises (TRE) regulates the Autonomous Nervous System (ANS), increases Heart Rate Variability (HRV), and Improves Psychophysiological Stress in University Students**. USA, 2021. Disponível em https://traumaprevention.com/wp-content/uploads/2021/09/2021-Almeida_Rodrigues_Effecs-of-TRE-on-HRV_Psychophysiological-Stress.pdf. Acesso em: mar. 2022.

ALVES, R. **Variações sobre o prazer:** Santo Agostinho, Nietzsche, Marx e Babette. São Paulo: Editora Planeta do Brasil, 2011.

AMARAL, M. TRE na atenção básica de saúde: Promovendo saúde mental num programa de atenção à saúde de adolescentes. *In:* BERCELI, D. (ed.). **Shake it off Naturally**. Charleston: Create Space, 2015. p. 205-218.

AMARAL, M. Soluções inovadoras para a promoção de saúde mental de adolescentes na atenção primária. **Adolescência e Saúde**, Rio de Janeiro, v. 15, n. 1, p. 66-72, jan./mar. 2018

AMARAL, M. Programa on-line de apoio emocional e redução de estresse para profissionais de saúde durante a pandemia da covid-19. *In:* MOSTRA Nacional de gestão do trabalho e educação na saúde em tempos de Pandemia: experiências dos/as trabalhadores/as do sus no enfrentamento da covid-19. Brasília: [s. n.], 2021.

BEATTIE, J.; BERCELI, D. Global Case study: The effects of TRE on perceived stress, flourishing and chronic pain self-efficacy. **Traumaprevention.com,** [s. l.], 2021. Disponível em: Global-Case-Study_The-effects-of-TRE-on-perceived-stress- flourishing_chronic-pain-self-efficacy2.pdf. Acesso em: 20 fev. 2020.

BERCELI, D. **Exercícios para liberação do trauma.** Recife: Libertas Editora, 2010.

BERCELI, D.; HOLLEY, L. **Evaluating the effects of stress reduction exercises.** Unpublished paper, Arizona State University, 2005.

BERCELI, D. **Evaluating the Effects of Stress Reduction Exercises.** 2007. Tese (Doutorado *Phsychology*) – Arizona State University, Arizona, 2007.

LINHARES, Maria Beatriz Martins; ENUMO, Sônia Regina Fiorim. Reflexões baseadas na Psicologia sobre efeitos da pandemia COVID-19 no desenvolvimento infantil. **Estudos de Psicologia,** Campinas, n. 37, e200089, Epub, 5 jun. 2020. Disponível em: https://doi.org/10.1590/1982-0275202037e200089. Acesso em: 20 fev. 2020.

MACEDO, D. S. **Exercícios para Liberação da Tensão e do Trauma (TRE):** aplicação a situações de violência conjugal. 2013. Dissertação (Mestrado em Educação) – Universidade de Brasília, Brasília, 2013. Disponível em: https://repositorio.unb.br/handle/10482/14691/. Acesso em: 4 abr. 2013.

MOTA, S. F. **A TRE *(Tension & Trauma Releasing Excercises)* na elaboração de experiências estressoras e traumáticas de mulheres em situação de vulnerabilidade.** 2021. 252f. Tese (Doutorado em Psicologia) – Faculdade de Ciências Médicas, Universidade Estadual de Campinas, Campinas, 2021. Disponível em: http://repositorio.unicamp.br/jspui/handle/REPOSIP/360027. Acesso em: 10 maio 2021.

NOAL, D. S.; PASSOS, M. F. D.; FREITAS, C. M. **Recomendações e Orientações em Saúde Mental e Atenção Psicossocial na Covid-19.** Rio de Janeiro: Fiocruz, 2020. ISBN: 978-65-87063-01-0.

PEDROZA, M. TCI e TRE - Abordagens novoparadigmáticas respondendo aos desafios atuais. *In:* SCARDELAI, Adalberto; CAMAROTTI, Maria Henriqueta; FREIRE, Teresa (org.). **Terapia Comunitária Integrativa Sem Fronteiras.** Brasília, 2013. p. 12-21. ISBN: 978- 8564911000.

PEDROZA, M. **Exercícios para Liberação da Tensão**. Brasília: [s. n.], 2015. Disponível em: http://www.centrar.org/#!t-r-e/c1404. Acesso em: 10 abr. 2015.

PEDROZA, M. Bioenergetic Analysis and Community Therapy: Expanding the paradigm. **Bioenergetic Analysis**, [s. l.], v. 20, n. 1, p. 79-112, 2022. DOI: 10.30820/0743-4804-2010-20-79. Disponível em: https://bioenergetic-analysis.com/article/view/0743-4804- 2010-20-79. Acesso em: 22 mar. 2022.

SCHMIDT, Beatriz *et al.* Saúde mental e intervenções psicológicas diante da pandemia do novo coronavírus (COVID-19). **Estudos de Psicologia**, Campinas, n. 37, e200063. 18 meio 2020. Disponível em: https://doi.org/10.1590/1982-0275202037e200063. Acesso em: 15 maio 2020.

CAPÍTULO 19

O IMPACTO DAS NARRATIVAS CONSCIENTES: FLORESCER NO MOMENTO PRESENTE

Claudete Milaré

O contexto

A pandemia do coronavírus, deflagrada no início de 2020, tem sido um evento presente em todos os países do mundo e constantemente estamos ouvindo relatos de como essa crise sanitária tem interferido nas condições sociais, físicas e psicológicas, acarretando forte impacto na saúde das pessoas.

As informações oficiais reportam que essa pandemia causou uma perda alarmante de vidas humanas, representando um perigo contínuo, que resultou, até o momento da elaboração deste livro, em mais de 4,3 milhões de mortes e mais de 207 milhões de casos em todo o mundo (WORLDOMETER, 2021).

Luto, medo de infecção, isolamento e insegurança financeira, devido aos desdobramentos da pandemia em nível econômico ocasionaram problemas de saúde mental, agravando as condições existentes (ORGANIZAÇÃO MUNDIAL DA SAÚDE, 2020). Muitos indivíduos ainda podem estar experimentando níveis elevados de ansiedade, bem como o aumento da insônia e muitos elevaram a ingestão de álcool e/ou drogas.

Diante de todo o contexto da pandemia, navegar habilmente no trabalho do Programa de Ajuda Humanitária Psicológica (PAHP) exigiu um desafio que foi o de me envolver com compaixão. A compaixão e o cuidado de perceber o sofrimento, de despertar e me sentir movida pelo sofrimento, estar presente e agir para aliviá-lo, experiência valiosa que terei para sempre como algo marcante do PAHP.

Entendo o sofrimento como qualquer situação ou momento que causa dor, angústia ou dificuldade para qualquer ser humano e não precisa ser grave, extremo ou intenso para "contar" como sofrimento. Não é necessário classificar o sofrimento, todas as formas dele são experiências válidas, o importante é escutar com atenção. Para Shapiro (2020), um acontecimento pequeno pode causar tanto sofrimento e ser tão traumatogênico, quanto uma grande catástrofe.

A literatura acadêmica oferece vasto conteúdo com vários exemplos de como a compaixão pode reduzir o sofrimento das pessoas, desde que seja vivenciada na experiência de quem oferece ajuda, incluindo o agir de maneira a aliviar o próprio sofrimento.

A vivência *Mindfulness*

Na perspectiva de amenizar o estado de angústia dos/as colegas de trabalho e na linha da prática da compaixão, promovemos a experiência *Mindfulness* que abrangeu três encontros virtuais entre mim e professores de escolas públicas, dentro do PAHP.

O primeiro encontro

Meu trabalho compassivo começou com a atenção plena, focando no momento presente com abertura e curiosidade. Lembro que, ao iniciarmos o trabalho, a maioria dos/as participantes estavam com a janela do *zoom* fechada. Era um grupo grande (cerca de 100 pessoas) e, naquele instante, de forma gentil, fiz o convite para sairmos do piloto automático e ir deixando por alguns momentos o que estavam fazendo e trazer a atenção para o "aqui e agora": "Vou praticar com vocês os três passos de *Mindfulness,* mas antes quero dizer que vou ficar muito feliz de ver o rosto de todos e ouvir a voz de cada um falando o nome", eu disse a eles. À medida que as pessoas foram abrindo as janelas, fui agradecendo a intenção de estarem presentes naquele momento e alguns/algumas justificaram não poder abrir por falta de câmera e então eu disse que estaria conectada a eles/elas da mesma forma.

Sugerimos a prática dos três passos de *Mindfullness.* No passo 1, tornando-se consciente das sensações físicas, sentimentos e pensamentos; no passo 2, reunindo e concentrando-se nas sensações físicas associadas à respiração e, no passo 3, expandindo o campo de consciência em torno da respiração.

Após a prática dos três passos, os/as participantes demonstraram estar despertos/as e assim foi possível falar das principais emoções como preparação para a vivência da Linha do Tempo do Equilíbrio Emocional. Com o grupo já mais caloroso, enfatizei a importância de deixar cada momento "ser", constituindo a base para se manter no momento presente.

Muitas vezes, quando temos uma emoção difícil, não gostamos. Mas em vez de deixá-la ser apenas o que é, nossa resistência a ela faz com que fique presente. É como segurar algo em nossas mãos. Se a pessoa não quer aquilo, mas continua com seu punho cerrado, então, como poderá deixar ir?

Quando experimentamos uma emoção difícil, tentemos relaxar nela, reconhecendo-a e permitindo que ela possa diluir-se por sua própria natureza. Podemos identificar o que está surgindo e deixar acontecer. E estamos tentando ver as coisas como elas são (quer gostemos ou não). Isso vai diminuir a resistência à dor e trazer mais facilidade.

Em nosso primeiro encontro, a proposta era explorar como as emoções acontecem em nosso corpo e em nossa mente durante a vivência da Linha do Tempo do Equilíbrio Emocional, podendo descobrir o que estava nos afetando naquele período mais crítico da pandemia. Na próxima etapa, foi possível ouvir as vozes de todos/as narrando suas experiências.

Narrativas da "Linha do Tempo do Equilíbrio Emocional"

Maria: *"Foi uma viagem muito distante, mas muito próxima ainda, as notícias chegando desencontradas, a pandemia vinha com uma visão de guerra, morte de pessoas próximas, muito medo inicialmente e muita surpresa diante da constatação de que um vírus pudesse parar uma escola por tempo indeterminado. Tenho ações destrutivas, não consigo me alimentar direito, tenho uma relação ruim com a comida e fico muito tempo na cama, trabalho deitada; me veio uma memória muito ruim. Fiquei calma com o exercício da respiração".*

Carlos: *"Meu primeiro sentimento foi de surpresa, ser surpreendido com o pronunciamento do presidente, o caos, tudo trazendo muita surpresa e a consequência foi dormir menos, ter preocupação constante, ansiedade, dor nos ombros, medo de ficar sozinho e muitos pensamentos ao mesmo tempo. Moro sozinho em São Paulo, fiquei com medo de perder minha família, tive um pico de estresse, fiquei em observação, achando até que era infarto. As ações que preciso tomar é voltar para a terapia a partir de hoje e fazer algo de que eu goste, e senti necessidade de fazer algo fora da educação".*

Marcia: *"O que veio primeiro foi a surpresa, tudo de repente, muito rápido, a organização da escola, a ansiedade em saber quais seriam os próximos passos de tudo isso. Misto de medo de me contaminar e contaminar as pessoas que amo. A sobrecarga do teletrabalho, a gente trabalha muito mais e aí juntam-se todos os papéis e temos que lidar com tudo isso. As informações chegam com muita rapidez* *e mudam também, parece que vivemos dez anos em 2020, tudo muito intenso, preciso fazer coisas para me distrair, ouvir música, um misto de sensações, tudo muito intenso".*

Pedro: *"No começo, não fiquei tão preocupado com muitas informações, até o dia que recebi um atestado de uma aluna com Covid e aí acendeu o alerta. Daí para frente, eram informações a toda hora. Acabei de fazer 60 anos, mas não pensava que estava ficando velho, senti uma dor. Em junho perdi três colegas de trabalho e comecei a refletir. Nesse período senti que comi mais que o normal e engordei, fiquei sabendo que vou ser avô e essa pode ser uma esperança".*

O segundo encontro

Nesse momento, ouvimos as vozes de todos/as narrando a experiência da vivência do *Debriefing Sistêmico*, que reproduzimos a seguir.

Narrativas do *Debriefing* Sistêmico

Maria: *"Uma montanha russa de emoções, sou explosiva, mas estou consciente dos gatilhos e não consigo controlar a ansiedade, o mau humor, a angústia, preocupação. Estou aflita, a pandemia mostra que, no final, somos nós por nós mesmos. Cuidei dos meus pais doentes. Gerou raiva por falta de controle sobre os eventos. Não se planeja mais nada, eu sempre gostei de planejar, mas hoje veio a esperança".*

Carlos: *"Sinto muita ansiedade, o medo é o sintoma de estar perdido. Fico desorientado, com dificuldade de tomar decisões, de dormir e de repente acordo e fico pensando no que tem para fazer, daí vem a ansiedade sobre o futuro. Tenho dificuldade de concentração, tudo fica distante, pensando em como seria o fim da pandemia. A dor da perda de amigos que morreram, medo de ficar no isolamento. Fico inquieto e sou extremamente ansioso e preciso me soltar".*

Marcia: *"Muito esgotamento físico e mental, dor de cabeça, ansiedade, medo de me contaminar, insônia, insegurança na volta às aulas, saudade de contato social, estar junto com as pessoas e abraçar".*

Pedro: *"Ansiedade, dificuldade para dormir pensando na escola e me deixa um pouco irritado, as mortes me causaram tristeza, o isolamento em casa é difícil, porque sempre estudei e trabalhei muito, ficando muito pouco tempo com a família e nesta pandemia eu pude ficar com eles. Vou ser avô, hoje percebi o desapego e que preciso aproveitar mais o tempo e viajar mais, ver mais meus amigos e viver mais".*

O terceiro encontro

No terceiro encontro, *Mindfulness* fez a diferença para a preparação da vivência do Lugar Seguro Emocional com a Prática Dez Dedos de Gratidão, que inclui estar atento/a às sensações e sentimentos que surgem como parte da prática. "Transformando um fato em uma boa experiência" (OXFORD MINDFULNESS CENTRE, 2020). Ouvimos as vozes de todos/as narrando a experiência na construção do Lugar Seguro.

Narrativas do Lugar Seguro Emocional

Maria: *"Parece que a gente está no mar e aparece uma nova onda, estou pronta para surfar".*
Carlos: *"Aqui nesse lugar seguro, me ajuda a reorganizar minha vida".*
Marcia: *"Me traz leveza, calma e tranquilidade".*
Pedro: *"O lugar seguro me acalma, vou dormir melhor".*
Narrativa final do grupo de professores: gratidão à vida por estar vivo.

Considerações finais

Prestar atenção de um modo específico, com propósito, no momento presente e sem julgamentos tem a qualidade de promover maior consciência, clareza e aceitação da realidade do momento presente. Trazer a atenção plena antes da Linha do Tempo do Equilíbrio Emocional, do *Debriefing* Sistêmico e do Lugar Seguro despertou essa qualidade de estar presente, deixando o trabalho mais valioso, com mais percepção de riqueza e de profundidade nas possibilidades de crescimento e transformação. Com isso, podemos considerar a importância do foco atencional na experiência dessas vivências aqui citadas, para aumentar não só a confiança, como também a capacidade de direcionar o caminho para uma vida com mais satisfação e felicidade e — por que não? — com mais saúde.

Referências Bibliográficas

COVID-19 coronavirus pandemic. **World Ometers**, [s. l.], 2020. Disponível em: https://www.worldometers.info/coronavirus/WorldHealthOrganization. Acesso em: 15 ago. 2021.

COVID-19 disrupting mental healthservices in most countries. **WHO survey**, [s. l.], 2020. Disponível em: https://www.who.int/news/item/05-10-2020-covid-19-disrupting-mental-health-services-in-most-countries-who-survey. Acesso em: 10 out. 2020.

SHAPIRO, F. **EMDR:** Dessensibilização e reprocessamento por meio de movimentos oculares. 3. ed. Brasília: Amanuense, 2020.

CAPÍTULO 20

TRAJANDO LUTO, A HUMANIDADE CAMINHOU NA CORDA BAMBA. A VIVÊNCIA DA LINHA DO TEMPO DO EQUILÍBRIO EMOCIONAL TROUXE ESPERANÇA E AUTOCUIDADO

Dulce Regina Barbosa Loureiro Conte
Fernanda Machado Torres de Menezes
Neide de Jesus Gameiro Eisele
Regina Aparecida Magnossão Manzano

No ano de 2020, fomos acometidos por um evento que nos levou e continua nos levando às portas da incerteza, mergulhando no que podemos considerar uma catástrofe coletiva de grandes proporções, com diferenças e complexidades.

Estamos acostumados a lidar com catástrofes coletivas no âmbito da natureza ou provocadas pelas mãos do homem, num evento único. Esta pandemia tem se mostrado com situações que vão se mesclando e se sobrepondo, em que situações traumatogênicas se arrastam, e não sabemos por quanto tempo ainda irá perdurar.

Em tempo bem curto, a pandemia Covid-19 vem transformando a vida de muitas pessoas e, em muitos casos, de maneira dramática, em que se sentem ameaçadas e vulneráveis, seja existencial, economicamente, bem como em sua liberdade e causando sofrimentos psíquicos, como: aumento no número de casos de depressão, distúrbios do sono, medo, agressividade, ideação suicida, além dos casos psicossomáticos.

Já se fala em trauma coletivo e esse panorama vem aumentando e se complexificando. Diante dessa situação fortemente traumatogênica, vivenciada pela humanidade, nossas vidas ficam na corda bamba. A pandemia de Covid-19 impulsionou e vem nos impondo desafios emocionais, físicos, psíquicos, econômicos e espirituais. A humanidade ficou impactada, impotente diante de um cenário de incertezas no âmbito familiar, assim como no social, no escolar e na saúde mental.

Para levar ao entendimento desse processo e buscar alternativas para superá-lo, a vivência da Linha do Tempo do Equilíbrio Emocional, que temos aplicado em vários grupos de Assistência Psicológica Integrativa em Pandemia no Programa de Ajuda Humanitária Psicológica (PAHP), é um convite para separar os fatos, reconhecer as emoções, ter consciência dos nossos sentimentos e do que se passa nos nossos corpos, para assim poder acionar os recursos internos "adormecidos" e as brasas semiapagadas das nossas forças!

A vivência da Linha do Tempo do Equilíbrio Emocional foi sistematizada por Zampieri, baseada em estudos de Paul Eckmann (2019), e vem sendo utilizada nas Assistências Psicológicas nos Programas de Ajuda Humanitária Psicológica, como uma forma de identificarmos as emoções: tristeza, alegria, raiva, medo, aversão, nojo, desprezo, surpresa e incertezas em pandemia: os gatilhos emocionais que nos levam a agir de maneira desfavorável e a buscar comportamentos e ações construtivas.

Essa vivência é como um sopro nas centelhas divinas da resiliência que possibilita olhar o que está contido nas nossas "caixinhas internas" frente aos impactos causados pelos eventos disruptivos.

A implementação da vivência se dá por passos distintos, como: identificar as emoções predominantes ou mais frequentes e os gatilhos dessas emoções; observar, em eventos, que emoções e sentimentos são dominantes; criando uma "base de dados autobiográficos emocionais"; identificar as conexões entre os diferentes estados físicos e emocionais, o que possibilita colocar limites e estabelecer fronteiras para que sentimentos negativos não contaminem outras relações; identificar as ações construtivas e destrutivas, e para avaliarmos a pós condição emocional, ao final da atividade.

Diante das adversidades, enfrentando as situações e não negando, ao reconhecer o fator externo e suas características, despertamos nossas capacidades psíquicas individuais para lidar com o evento ameaçador. Uma vez identificadas nossas emoções e nosso mundo fisiopsíquico, reconhecemos de que forma nos encontramos diante da situação; e se diante do evento estamos em luta, fuga ou paralisação. Partindo desse pressuposto, desenvolvemos ações autogerenciadas de regulação emocional para fortalecer o ego e favorecer medidas adequadas diante do evento disruptivo para melhor articulação entre o mundo interno e externo.

Selecionamos alguns relatos das pessoas por nós assistidas durante esse PAHP em 2020:

"Sinto tristeza pelo distanciamento, impotência, desequilíbrio pelo cansaço"; "Foi só desânimo, medo e intolerância pela situação que não tenho controle"; "Fico com raiva e reativa com as pessoas que banalizam a pandemia"; "Morar sozinha e a solidão e o medo ficaram maiores"; "Medo, impotência, luto, tristeza".

O distanciamento e redução do contato interpessoal marcaram o surgimento de emoções como medo, raiva, tristeza. Essas emoções são consideradas compreensíveis e esperadas diante de tais impactos.

Conscientizar-se delas e desenvolver recursos de enfrentamento impedem o prolongamento, agravamento e aumento das dificuldades emocionais entre homens e mulheres em idade adulta, profissionais de saúde, crianças e grupos mais vulneráveis.

Essa vivência permite ao assistido maior conscientização do que se passa no seu físico e no seu psíquico. Apresentamos, aqui, mais alguns relatos:

"Foi um cansaço muito grande físico e mental"; "Só vontade de dormir, dor no meu corpo todo"; "Meu coração acelera, fico briguenta, fico tensa"; "Borboletas no estômago, certeza do incerto"; "Tive alergias e vontade de morrer"; "Coração acelera, choro, coração apertado, cabeça quente"; "Sentia taquicardia, meu corpo cansava, ficava irritada"; "Senti raiva pela perda da autonomia pessoal"; "Impotência por não poder proteger os filhos"; "Brigas desnecessárias em casa".

Temos observado relatos de pessoas que se descrevem como se estivessem girando em torno de uma roda, que não sai do lugar. Para além das afirmações pontuais e relatos pessoais, foi possível identificar que os eventos vividos pelos assistidos causaram impactos e sofrimentos diversos. Alguns relataram que perceberam os corações acelerarem e sentiram apertos no peito, preocupações, perdas e tristezas.

As pessoas assistidas compreenderam que, nas situações adversas vividas, legitimaram os pensamentos, os sentimentos e as ações destrutivas. Ao final da vivência, os grupos que atendemos, em geral trouxeram:

"Cuidar da família e dedicar mais tempo para a minha rotina"; "Aceitei ajuda"; "Cultivei o contato com a natureza"; "Passei a cuidar da minha casa pessoalmente"; "Minha força está alimentada e posso ajudar as crianças"; "Ajudar as pessoas, fazer mais por elas"; "Fortalecer meu emocional e ser mais prestativa"; "Alivia falar e compartilhar aqui"; "Fiquei mais perto dos meus pais"; "Consegui prosperar no caos, refletir sobre a vida e a finitude".

Observamos que ao identificarem os comportamentos de riscos que impunham à sua saúde, os assistidos puderam reconhecer suas ações construtivas. As vozes de esperança e o autocuidado nasceram, como pudemos constatar, nos depoimentos a seguir:

"Gratidão"; "Gratidão por Deus não levar minha família"; "Paz"; "Contatar recursos"; "Juntando meus pedaços emocionais"; "Otimista"; "A boa participação nos grupos, trabalhando nossos problemas e nossas ansiedades"; "Gratidão por mostrarem que podemos vencer"; "Vimos que nossos problemas são iguais"; "Gratidão pela esperança brotando no meu coração".

Nossos depoimentos como coordenadoras das vivências da Linha do Tempo do Equilíbrio Emocional

Anteriormente à pandemia, fizemos a vivência da Linha do Tempo do Equilíbrio Emocional com alguns pacientes que foram residir fora do Brasil. Com eles, o atendimento era individual, já que não havia experiência no atendimento de grupos. O vínculo terapêutico com tais pacientes já estava estabelecido. Da mesma forma, isso ocorreu em nossos trabalhos com grupos no Programa de Ajuda Humanitária Psicológica que, antes da pandemia, também eram presenciais.

Nossas primeiras experiências com as vivências de Assistência Psicológica online e com grupos foi em 2020, nos primeiros meses da pandemia de Covid-19. Foi um desafio, a ideia do trabalho online com grupos e com pessoas desconhecidas, muitas afetadas com Covid-19 e alguns relatos de perdas de familiares causadas pela doença. A dúvida era: *"Vamos conseguir trabalhar online?"*. A resposta foi positiva: *"Sim, conseguiremos"*.

Nossas dúvidas quanto à nova maneira de oferecer essa forma de assistência psicológica se dissiparam já no final da primeira experiência on-line. Isso se deveu à segurança da metodologia do Programa de Ajuda Humanitária Psicológica. Ela é nosso refúgio e amparo.

Vivenciamos diversos pontos de vista: no papel de quem recebeu a vivência, no de quem a aplicou e no de quem ofereceu treinamento para outros profissionais, tanto em contextos presenciais, quanto à distância (*online*), de forma individual e em grupo. Vivenciar pessoalmente, colaborou para o processo de integração emocional do que foi vivido durante a pandemia, proporcionando mais autoconhecimento e colaborando para percepção mais rápida de padrões de funcionamento destrutivos, bem como a utilização de mecanismos de autoestabilização emocional e a aquisição de comportamentos mais construtivos.

No papel de quem aplica e/ou treina outras pessoas para usar a Linha do Tempo do Equilíbrio Emocional, sentimos diferenças para realizar a atividade nos contextos presencial e online. Em ambos, foi necessária a adaptação das etapas de aplicação para situações de grupo ou individuais. A inclusão dessa vivência à metodologia de trabalho da Assistência Humanitária Psicológica contribuiu de forma complementar aos outros métodos utilizados, pois também permitiu que a equipe tivesse uma percepção ampla do que os participantes poderiam estar vivenciando, indicando quais seriam os melhores caminhos para assistir aquelas pessoas, naquele momento.

Considerações finais

Diante da impossibilidade que a pandemia de Covid-19 trouxe para oferecer Assistência Humanitária Psicológica presencial, observou-se que, nas intervenções *online*, é possível criarmos um vínculo de acolhimento às pessoas assistidas, como um cálice de contenção e de cumplicidade humanitária, mesmo em encontros remotos. Trabalhar com essa vivência tem sido gratificante, pois observamos que a compreensão do "antes" e do "pós-evento" restabelece e refaz a tessitura interna e o fluxo de sua história integra, trazendo à luz a força dos processos saudáveis do assistido, com novos significados e crenças orientadas positivamente, que são projetadas para o futuro como possibilidade de retomada da vida.

A cada passo da vivência, os assistidos puderam identificar também o agravamento dos níveis de ansiedade, depressão, estresse, além dos medos e das incertezas, desesperos e ausência de suporte do governo diante de tal contexto pandêmico. O reconhecimento desses impactos e desafios em grupo promoveu a sensação de pertencimento e solidariedade na comunidade humana.

Referências Bibliográficas

EKMAN, P. **A Linguagem das Emoções**. São Paulo: Texto Editores, 2011.

KABAT-ZINN, J. **Viver a Catástrofe Total, Cap. 17** – O estresse. São Paulo: Palas Athena, 2017.

MORIN, E. **A cabeça bem-feita:** repensar a reforma, reformar o pensamento. Rio de Janeiro: Editora Bertrand Russel, 2003.

ZAMPIERI, A. M. F.; RESENDE, M. C. D. N. Autocuidados: um brinde à saúde. *In:* ROCHA Grace Sampaio Teles da (org.). **Saúde Integrativa para Todos.** São Paulo: Ponto Vital, 2018. p. 25-39.

ZUKERFELD, R. Z. **Addenda-Vicisitudes de lo traumático:** vulnerabilidad y resiliencia in Lo Traumático Clínica y paradoja – tomo2, 2006. Benyakar, Moty; y Alvaro Lezica. 1. ed. Buenos Aires: Biblos, 2006. p. 123.

CAPÍTULO 21

VOZES DE PETRÓPOLIS: "NÓS PODEMOS ACOLHER O DIFÍCIL E APRENDER A TRANSFORMÁ-LO!"

Gilvane Bispo
Lilian Torres
Rita Saraiva

Em 15 de fevereiro de 2022, chegaram chuvas intensas em Petrópolis. Rios se formaram nas ruas, o Morro da Oficina desabou. Casas desmoronaram. Pessoas morreram. Em 20 de março de 2022, mais chuvas, casas desabaram, mais pessoas morreram. Três mil famílias ficaram desabrigadas. Foi decretado "estado de crise" e donativos chegaram de todos os lugares, além de voluntários sem liderança. Instalou-se um caos.

A pandemia ordenava: "Fiquem em casa". A catástrofe impôs: "Saiam de casa". Nos celulares, mensagens chegaram com cenas estarrecedoras. O Conselho Regional de Psicologia orientou os profissionais a evitarem os locais. A cidade de Petrópolis, polo de confecção de roupas, tem agora mais de quinhentas costureiras, a maioria mulheres e chefes de família que perderam todo o maquinário e o material de trabalho.

Chegamos à Associação da Casa da Cidadania, sediada em Petrópolis. Rosane Borsato, assistente social e voluntária da Casa, juntou-se ao nosso grupo, fazendo a triagem das mulheres. O Rotary Club de Petrópolis colaborou com auxílio-transporte e lanches para todas as participantes, além de ter doado máquinas de costura.

A Assistência Psicológica chegou a Petrópolis com a intervenção do Programa de Ajuda Humanitária Psicológica (PAHP), sob a coordenação geral da Dr.ª Ana Maria Fonseca Zampieri que, anteriormente, em fevereiro deste ano, já havia trabalhado com os psicólogos e professores da Secretaria de Educação em Petrópolis.

Somos a equipe, com mais cinco aprimorandas do curso de Assistência Psicológica Integrativa em Catástrofe e Pandemia (APICP), da Universidade Regional de Blumenau (FURB), formando a equipe multidisciplinar: Cassia Zanini Giansante, Danielle da Rocha Netto, Maria Gabriela da Silva Greco, Quênia de Oliveira Guimarães e Simone Monteiro Oliveira de Souza.

Um número significativo de mulheres em situação de vulnerabilidade, com grandes perdas na catástrofe mostrou-se interessado em participar desse trabalho. Como a Casa da Cidadania não comportava todas, foi necessário estabelecer o critério de quem tinha registrado mais perdas, materiais ou emocionais. Dessa forma, quarenta mulheres foram selecionadas.

Dia 16 de julho de 2022, iniciamos o acolhimento das participantes com atenção às vozes do luto e da dor:

"Eu acredito que, para todas, nunca mais seremos as mesmas"; *"Quando enfim eu saí de lá, muita água, muitos corpos e tinha uma moça grávida agarrada num banco, morta"*; *"A minha casa não caiu, mas a casa da minha vizinha sim. E no dia seguinte eu só via os corpos, a família toda morreu"*; *"Ali, naquele ônibus, dentro d'água, eu tive muito pouco tempo pra decidir se eu morria junto com meu filho ou se eu o largava e tentava me salvar e cuidar da minha outra filha. E foi o que fiz. E morro de culpa por isso"*; *"Aqui, agora quando chove a gente não manda mais criança para escola"*; *"Era muita confusão, eu não conseguia sair de casa com meus dois filhos, aí chegou meu ex-marido. E ele nos ajudou. Naquele dia ele foi meu herói. Um tempo depois ele tentou me matar com uma machadada na cabeça"*; *"Quando passo por morros e vejo pedras vermelhas o pânico toma conta de mim"*; *"Fui pegar meu filho na escola. Já estava chovendo. Levei meu filho para a morte"*; *"Eu precisava ficar consciente, estava muito machucada, gravei áudio e vídeo para minha mãe. Sem luz, exército na rua, ambulância querendo passar, arrastão, gente com barra de ferro"*; *"Eu penso em suicídio todos os dias"*.

A escuta das histórias das sobreviventes, narrativas de vivências, de medo, insegurança, humilhação, frustração, perda e luto foram compartilhadas. Cenas de mortes, casas desmoronando, destruição, fome, corpos espalhados pela cidade e abandono do poder público acabam por envolver a todos. Evidenciaram-se pensamentos negativos, desesperança e desistência. A fé destacou-se como o principal recurso interno para vencer as adversidades.

Processado o primeiro dia de trabalho, já observamos mudanças em seus relatos na sessão seguinte:

"*Há pessoas pensando na gente, vindo de outros lugares. A solidariedade ainda existe. Tem gente que ama, fala com cuidado, cuida*"; "*Hoje eu tô levando daqui gratidão... um lanche maravilhoso, pessoas para nos ensinar a desestressar, como entender uma situação que vivemos. Através da respiração a gente tá aprendendo como sair fora de uma situação chata e desagradável*".

"*Foi muito bom ontem, foi um desabafo, não tinha com quem falar, só pensava em me matar. Foi bom ouvir as palavras de conforto. Quero agradecer a vocês*"; "*Há meses tomo Rivotril para dormir, mas nem precisei tomar essa noite*".

A noite de sono entre os dois encontros serviu para pausa e reflexão das questões trazidas. Uma das mulheres, com bebê de colo, pediu para cantar uma música religiosa, levando outras a cantarem juntas.

Na atividade final, na vivência do Sociodrama Construtivista da Catástrofe, a frase positiva e inspiradora do grupo encontrou expressão maior de esperança e encorajamento: "*Nós podemos acolher o difícil e aprender a transformá-lo!*", que repetiram em uníssono, todas as participantes.

"*É bom ouvir o outro, é bom se deixar ouvir. Essa união fez muito bem pra gente. Às vezes a gente não fala por medo de julgamento*"; "*Vocês deixaram um pouquinho de vocês em cada uma de nós. Nós mulheres precisamos de pessoas como vocês para mostrar a nossa capacidade, que a gente não sabe que tem. Então vocês vão, mas um pedacinho de vocês fica. E sintam-se todas abraçadas, todas vocês/ Vocês são incríveis e têm um potencial enorme. Nós somos capazes de vencer qualquer tipo de situação, porque nós somos demais, só temos que nos descobrir e é o que a gente conseguiu aqui*".

Observamos mudanças importantes no estado emocional de todas as participantes. Sentimentos como tristeza, ansiedade, raiva, angústia, medo, desamparo, impotência, solidão e desconfiança foram dando lugar e ampliando as expressões de fé, paz, esperança, confiança e alívio.

Do primeiro para o segundo dia de trabalho, as expressões das participantes mudaram, com redução de sinais de irritabilidade, dor de cabeça, tensão corporal, *flashback* e desespero.

Em nós, da equipe profissional PAHP, novas vozes ecoam: "*Como é enriquecedor o PAHP! Transformo-me como ser humano e, em especial, como mulher – nas 'Marias' que estão em mim tocadas pelas 'Marias' de cada uma delas*" (Lilian Tostes); "*Viva la Vida – sobrevivemos*" (Gilvane Bispo); "*Hoje sinto-me bem, não deixei que aquilo que não posso fazer interferisse no que posso fazer. Sei que tocamos essas mulheres e sei também que esse bem se multiplica*" (Rita Saraiva)

Alinhamos todas as vozes, de cada uma de nós, equipe e participantes e gritamos, em grupo, para que todos pudessem ouvir: *"Costura, Petrópolis!"*.

Tecido a muitas mãos, sem máquina, retalhos estampados diversos e linhas coloridas de todos os tipos, construímos um verdadeiro *patchwork* de emoções, sensações e pensamentos do grupo de mulheres, revelando tons de coragem, de força e gratidão.

CAPÍTULO 22

ATEFAM – UMA EXPERIÊNCIA DE GRUPO POR TRÁS DAS MÁSCARAS E ALÉM DA FINITUDE

Luiz Fernando Moreira
Lucia Ferrara
Sueli G Carpinelli
Solange Dair Affonso

Dentro de nossa expectativa de trabalho, o modelo *online* estava cercado de muita expectativa dentro da pandemia e de muitas ideias teóricas alinhadas para o acolhimento: uma preparação cuidadosa, desenhada por uma vivência impecável, que foi pensada com a finalidade de oferecer uma ferramenta potente para enfrentar uma batalha duríssima com que nosso cotidiano pandêmico nos desafiou, direcionado ao grupo de profissionais Terapeutas de Família filiados à Associação de Terapeutas de Família de Manaus (ATEFAM).

Nossa preparação estava focada no autocuidado e no equilíbrio emocional, como prevê o Sociodrama Construtivista da Pandemia, preparado para o enfrentamento dentro de um cenário político conturbado e gerador de estresses, frustrações e pânico no estado amazonense. Dentro desse cenário turbulento nos preparamos para evoluir como grupo de trabalho e na interpretação e dinâmica do mundo *online*, dos afetos por trás das máscaras, apostando na força e na energia voluntária para irmos além da finitude nos lutos incessantes.

Transitamos por várias órbitas emocionais influenciadas pela localização dos participantes nas *lives,* muitas vezes dentro dos ambientes de trabalho, pelas câmeras fechadas, pelas lágrimas por detrás das lentes dos óculos embaçados, assegurando a construção dos vínculos por trás das máscaras. Fazíamos parte desse mesmo pano de fundo e orbitamos pelo espaço cósmico no macro e no micro da angústia planetária, era uma viagem que precisava ser vivida, trabalhada em todas as direções.

Como afirma Edgar Morin (2020, p. 39):

> *Devemos aprender a conviver com a incerteza, ou seja, ter coragem de enfrentar, estar preparados para resistir às forças negativas. A crise nos deixa mais loucos e sábios. Uma coisa e outra. A maioria das pessoas perde a cabeça e outras ficam mais lúcidas. A crise favorece as forças mais antagônicas.*

E esse antagonismo serviu como pano de fundo que nos sugeria plena atenção no caminhar.

Falando desse lugar da experiência, vivíamos apenas para o inesperado e o costume das crises. Todos nós buscamos a saúde providencial, mas não sabemos como. Esse filósofo brilhante, Morin, entrega-nos oportunidades, novos olhares e outras possibilidades de viver as incertezas.

Na busca pela equalização entre "A Ordem e a Desordem", Edgar Morin (2020) nos lança a metáforas como "A Baunilha e o Sal", porque era esse o cenário, flutuamos para as dimensões que nos eram apresentadas, entre o doce e o amargo, entre o susto e o suspiro entre o permitido e o proibido, até que uma parceria nascesse com gosto de leveza e clareza. No mundo das ressignificações, fomos encontrando os atalhos necessários para o enfrentamento cotidiano da pandemia e oferecendo o conforto que os nossos olhos nos permitiam ver, num exercício incansável de observação, tendo como regulador básico a respiração, para ser possível para cada participante, encontrar em si mesmo o ponto de mutação energética para o salto na direção da autocalma, para a obtenção da convicção de um plano sustentável de saúde emocional através da nossa linha do tempo do equilíbrio.

O conhecimento e a compreensão das realidades vividas desde o início da pandemia foram fundamentais para estabelecer novos parâmetros e redefinir os limites individuais e coletivos dos grupos, harmonizando com as propostas das vivências propostas pelo PAHP, sendo um fator que deu muita confiança e leveza ao trabalho, tornando o ambiente mais seguro. As máscaras continuavam em seus lugares, mas os olhares já poderiam ser notados com mais brilho e confiança, à medida que seus lugares seguros emocionais eram revelados. Esse ponto nos fortaleceu e nos motivou, elevando a qualidade das ações do grupo de trabalho e quando estivemos coordenando as salas e subsalas aplicando as vivências, fomos encontrando outros significados para a palavra acolhimento.

Quando nos propusemos a assumir esse compromisso real de encontrar as pessoas para coconstruir caminhos possíveis na promoção da saúde mental, no momento presente, sabíamos que estávamos na estrada da incerteza.

Houve descobertas que proporcionaram tanto o alívio imediato dos estresses do cotidiano com a pandemia, como no desenvolvimento de novas aquisições e competências de enfrentamento às oscilações e perturbações do momento vivido. O acolhimento do cenário da "desordem" era o que precisava ser definido na nossa rotina, os grandes atravessamentos externos salpicados de elementos inusitados representando a divergência que, ao mesmo tempo que nasce dentro desse cenário da complexidade, revela-se na emergência de um novo sabor agridoce convergente, pois encontrar novas soluções emocionais dentro desse panorama caótico seria impensável antes de começarmos nossas intervenções/capacitações, do PAHP.

O aprimoramento aos profissionais de saúde mental local, também foi um componente importante para encontrar as soluções para estabilizar as emoções do luto de parentes e amigos queridos e a vivência do *Debriefing Sistêmico*, que como um *scaner* ofereceu uma visão panorâmica da sintomatologia proporcionada pela Covid-19, trouxe níveis maiores de estresse, pois alguns participantes revelavam sequelas da doença e, com essas evidências, fomos intercalando com respiração regeneradora e com a introdução do abraço borboleta (SHAPIRO, 2020).

Nossas falas eram para acolher a angústia, processar os medos, equilibrar as tensões e promover uma aliança que sustentasse a nossa cumplicidade e como foi importante esse momento de reflexão e intervisão da equipe de trabalho, na busca de novos norteadores para a continuidade da intervenção com o grupo da ATEFAM.

Ressignificar e caminhar com segurança pode parecer uma tarefa pouco possível, dentro de um cenário do caos, mas aos poucos o Grupo Atefam foi evoluindo dentro do trabalho e desenvolvendo proximidade/parceria entre eles, como associados, que eles não haviam conseguido o que curiosamente acabou sendo mais um bônus dessa intervenção: conhecer melhor cada um e suas singularidades.

Entendemos dessa forma que essa experiência com a ATEFAM foi tão mobilizante e fraterna que, em alguns momentos, sentíamos estar presentes e energeticamente conectados. Nosso trabalho foi regenerador e motivador, que nos levou para além das dores, dos medos e dos lutos para solilóquios de gratidão e bem-estar.

Referências Bibliográficas

MORIN, Edgar. **É hora de mudarmos de via**: as lições do Coronavírus. São Paulo: Bertrand do Brasil, 2020.

CAPÍTULO 23

SOCIODRAMA CONSTRUTIVISTA DA PANDEMIA

Antonio Gomes da Rosa

Introdução

A partir da aplicação do Sociodrama Construtivista da Pandemia, com profissionais que atuam prestando atendimento e cuidados aos afetados direta ou indiretamente no desastre pandêmico causado pela Covid-19, de forma virtual no módulo à distância com a parceria da Fundação Universitária Regional de Blumenau (FURB), desenvolvido e organizado pelo Programa de Ajuda Humanitária Psicológica (PAHP), pretende-se fazer a reflexão e a desconstrução do que é a catástrofe do coronavirus, vivenciada em seus aspectos constitutivos de mitos, crenças e valores, em relação à morte e tragédias, com a externalização e contextualização dos significados, por meio da concretização do cenário social que se estabelece, pela dramatização na busca de novas respostas espontâneas e criativas pretendendo trazer a consciência da importância do cuidar cuidando. Procuro, assim, trazer as ferramentas básicas de aplicabilidade das técnicas do Sociodrama Construtivista da Pandemia nas áreas em que estes profissionais atuam bem como nas ações coletivas e voluntárias organizadas pelo PAHP.

O Sociodrama Construtivista da Pandemia, desenvolvido e adaptado por Zampieri (2009), visa favorecer a coconstrução da realidade suplementar que cada grupo pode elaborar a partir dos dados científicos da Covid-19 e dos significados e visões subjetivas de cada pessoa do grupo, trazendo o protagonismo social em que cada um seja coautor de ideias, valores e crenças sobre os significados e o enfrentamento da pandemia.

Em 3 de julho de 2022, chegamos a 672 mil mortes ocasionadas pelo Covid-19 e são inegáveis as características de vulnerabilidade que os profissionais ligados à área da Psicologia, cuidados em saúde e assistência à população afetada pela pandemia da Covid-19 vivenciaram, estando expostos ao alto risco de contaminação, extensas e exaustivas jornadas de trabalho, falta de infraestrutura e de conhecimento sobre como lidar com a pandemia.

No ápice dos atendimentos, não havia certeza na ciência que também buscava respostas para esse desastre humanitário sem precedência. Além disso, muitos profissionais de saúde se mantinham por longos períodos longe de suas famílias para evitar o risco de contaminação e protegê-los, aumentando o sentimento de solidão, tristeza, impotência e muitas vezes se culpabilizando por perdas que não podiam evitar. A população em geral expôs suas ansiedades, incertezas, raivas e dúvidas sobre o que lhe aconteceria no âmbito pessoal e social.

O trabalho grupal Sociodramático Construtivista da Pandemia pôde constituir-se em educação psicossocial para um enfrentamento mais saudável da catástrofe. Moreno (1992), mentor do Psicodrama e Sociodrama, recomenda articulações integrativas entre as ciências comportamentais e terapêuticas, para que possamos incorporar elementos para investigação, reflexão e tratamento psicológico, biológico, social e espiritual aos seres humanos.

Conforme afirma Zampieri (2009), no Sociodrama Construtivista, adotamos o método de concretização pela dramatização do tema protagonista de um drama social, articulado à busca contínua da colaboração da realidade desconstruída em sua significação, estrutura e práticas sociais. Não há resposta certa ou errada na vivência do Sociodrama Construtivista, mas, sim, a busca de estados espontâneos que favoreçam atos criativos e comportamentos de saúde e bem-estar individual e grupal.

O que nos identifica como seres humanos

No Sociodrama Construtivista da Pandemia, vivenciamos papéis sociodramáticos em que podemos representar vários personagens reais ou imaginários, na fase de dramatização, relativos à pandemia que vivemos. Podemos representar os personagens: profissionais da saúde, pessoas infectadas, pessoas mortas, familiares, vacina e medo, entre outros. Na fase de dramatização, o tempo passado, presente e futuro fundem-se no "aqui e agora", estabelecendo a consciência por meio do ato terapêutico e/ou psicoeducacional.

Pessoas que sofrem eventos disruptivos, como um desastre pandêmico, podem ter suas percepções distorcidas. Se incorporarem as ameaças da pandemia como parte de sua própria subjetividade, elas modelarão suas vidas e seus esforços adaptativos pelos efeitos danificadores de sua consciência e sentimentos, podendo torná-los debilitantes, o que pode levá-los, segundo Benkayar (2005), a um isolamento social gradual, que no início foi imposto pela própria pandemia, devido ao alto nível de circulação do coronavírus.

Muitos profissionais acabaram se isolando no seu próprio trabalho e no exercício da sua profissão ao se verem obrigados a evitar contato com familiares, devido ao risco de contaminação, a fim de protegê-los. Isso causou dificuldade para se projetarem no futuro, bem como sentimentos de solidão, desespero, ressentimento e frustração. E muitos se mobilizaram por sentimentos altruístas e de empatia que acabaram amparando-os e até mesmo camuflando suas angústias e incertezas.

A disciplina de "Sociodrama Construtivista da Pandemia" foi aplicada no formato 100% EAD, pela plataforma da Fundação Universitária Regional de Blumenau (FURB), no curso intitulado "Assistência Psicológica Integrativa em Pandemia", no período de 28 de janeiro de 2022 a 18 de fevereiro do mesmo ano e desenvolvido pelo Programa de Ajuda Humanitária Psicológica (PAHP), contando com psicólogos, assistentes sociais, enfermeiros, pedagogos, médicos e outros profissionais da área de saúde mental.

"Que façamos uma reforma da vida, que é retornar ao que nos identifica como seres humanos, na busca da reconstituição e do reaprendizado da vida: é a arte de viver, da qual os filósofos da antiguidade falavam" (MORIN, 2000, p. 52).

O Sociodrama Construtivista da Pandemia também tem influência de Foucault (1979), que se descrevia como um historiador dos sistemas de pensamento e concebeu um poder moderno, que é constitutivo ou positivo em seu caráter e seus efeitos, e não repressivo ou negativo, que depende de restrições e proibições (ZAMPIERI, 2009). Defende o poder positivo, que é moderno e cujas formas penetram na vida das pessoas e modelam-nas em seus níveis mais profundos, inclusive nas atitudes e desejos, nos corpos, nos costumes e compara essas práticas como uma forma de adestramento.

Na aplicação do Sociodrama Construtivista da Pandemia no grande grupo desses aprimorados, foi abordado e definido o significado de crenças positivas. Na sequência, esse grupo foi dividido em subgrupos. Cada um respondeu aos seguintes questionamentos, para uma boa dramatização:

Se a pandemia fosse uma cor, qual seria?

Se fosse um cheiro, qual cheiro teria?

Se a pandemia tivesse um sabor, qual seria?

Se fosse uma música, que ritmo seria?

E se fosse uma temperatura?

Cada subgrupo indicou um protagonista, responsável por passar as mensagens ao grande grupo. No final das dramatizações, cada subgrupo criou uma proposta sobre como sair dos danos causados pela tragédia da pandemia.

Na fase de dramatização, aberta ao grande grupo, a cor da pandemia que predominou foi preta e vermelha; o sabor, amargo e azedo; o cheiro fétido, ácido, forte; a temperatura muito quente e o ritmo musical, a marcha fúnebre e *Heavy Metal*.

Tais relatos de como sentimos a pandemia deixam claro que cheiros, sabores, cores, temperatura, ritmos musicais foram construídos pela representação subjetiva e socialmente instalada na elaboração cognitiva da cultura.

Nas respostas, aparecem as cores preta e vermelha como símbolos de algo ruim, que faz referência ao medo e à morte ou às perdas sofridas. Assim como o cheiro fétido e de ácido forte estão associados aos ambientes hospitalares e à grande quantidade de mortes vivenciadas e noticiadas nos meios de comunicação. O sabor amargo e azedo pode ser interpretado como algo difícil de digerir, que é lidar com as perdas e com os pacientes sequelados pela Covid-19. Assim como a temperatura muito quente representa o desespero e a ansiedade de ter que lidar com toda essa situação querendo fugir e muitas vezes se sentindo impotente diante de tudo. O ritmo de marcha fúnebre e de *heavy metal* mostra a inquietação e sentimento de tristeza e desalento diante desse desastre pandêmico.

O Sociodrama Construtivista da Pandemia também tem influência de Foucault (1979), que se descrevia como um historiador dos sistemas de pensamento e concebeu um poder moderno, que é constitutivo ou positivo em seu caráter e seus efeitos, e não repressivo ou negativo, que depende de restrições e proibições (ZAMPIERI, 2009). Defende o poder positivo, que é moderno e cujas formas penetram na vida das pessoas e modelam-nas em seus níveis mais profundos, inclusive nas atitudes e desejos, nos corpos, nos costumes e compara essas práticas como uma forma de adestramento.

Todos os participantes do grande grupo foram orientados sobre a técnica de respiração para ser aplicada nos subgrupos da seguinte forma: inspirar pelo nariz contando imediatamente até 5, prender a respiração contando até 5, mantendo esse ar no abdômen e depois soltar todo o ar.

Compreendendo os sentimentos e redefinindo-os

Ao final das dramatizações, após a aplicação da técnica da respiração nos subgrupos, foi aplicada a técnica do solilóquio, que consiste em cada participante falar uma palavra, expressando um sentimento a respeito daquele momento. Além do solilóquio, crenças positivas foram manifestadas nas frases proferidas por cada participante.

Pelo Sociodrama Construtivista da Pandemia, foi possível entrar em contato com a realidade do medo, do pavor, da insegurança e dos sentimentos de ansiedade, tristeza e impotência geradores de aflição e pensamentos ou comportamentos confusos pela intensidade dos eventos.

Nas frases expressas pelos participantes no grande grupo, foram apresentadas crenças psicológicas positivas, tais como:

- *"Apesar de estar perdido, enxergo possibilidades de continuar vivendo".*
- *"Estou me sentindo mais aliviada".*
- *"Cuidar da vida é uma arte".*
- *"Saímos humanamente mais dignos".*
- *"Não devo descuidar de mim, quando estiver cuidando".*
- *"Consciência do cuidar cuidando".*
- *"Aprendi a cuidar de mim quando requerem meus cuidados".*

Os grupos, em colaboração com a equipe de sociodramatistas, desconstruíram mitos sobre a situação vivida, bem como seus significados e trouxeram fases grupais como:

- *"Cuidar de si mesmo, para cuidar do mundo".*
- *"Felicidade é o espaço entre duas tristezas".*
- *"Eu serei a melhor versão de mim no universo".*
- *"Saio melhor do que antes neste curso".*

Considerações finais

A aplicação do Sociodrama Construtivista da Pandemia possibilitou que os participantes se olhassem mais e conseguissem também olhar o outro; que, ao cuidar de si, conseguissem cuidar dos outros com maior assertividade e compreensão do seu momento individual e profissional, possibilitando cuidar melhor das outras pessoas. As palavras definidoras expressaram sentimentos de reflexão, superação, alívio, comprometimento, empatia e coragem.

Constatou-se pelas falas dos grupos que o Sociodrama Construtivista da Pandemia é uma metodologia importante para a elaboração cognitiva e a organização emocional do fenômeno disruptivo que o indivíduo vivencia em uma crise pandêmica.

Na modalidade *online*, houve o devido cuidado para a realização ser bem adaptada, para que tanto o grande grupo, quanto os subgrupos se adequassem à plataforma e conseguissem experenciar. Segundo Nietzsche (1994, p. 75), "... a dor passa... mas toda alegria quer a profunda eternidade...".

Aprendeu-se a ressignificar uma vida de dor, luto e morte e criar uma vida mais saudável e de equilíbrio emocional, aprendendo a cuidar de si para poder cuidar do outro.

Referências Bibliográficas

BENYAKAR, M. **Lo disruptivo.** El impacto del entorno en el psiquismo. 2005. Tesis (Doctoral Psicologia) – Universidad del Salvador, Buenos Aires, Argentina, 2005.

FOUCAULT, M. **Microfísica del poder.** Buenos Aires, Argentina: La Piqueta, 1979.

MORENO, J. L. **Quem sobreviverá?** Goiânia: Dimensão, 1992.

MORIN, E. **Complexidade e transdisciplinaridade**. Natal: EDUFRN, 2000.

ZAMPIERI, A. M. F. **Sociodrama construtivista da Aids:** Como estratégia de prevenção do HIV/Aids para o "empoderamento" dos profissionais de saúde e educação de adolescentes da região do Butantã. 2009. Tese (Pós-Doutorado em Psicologia Clínica) – Pontifícia Universidade Católica de São Paulo, São Paulo, 2009.

CAPÍTULO 24

VOZES DA FURB E DO PAHP

Christian Krambeck
Dulce Regina Quintilhan Fiedler
Reinaldo Franco
Leandro Dugaich

"Somos uma universidade pública municipal, com 58 anos e mais de 7.000, entre colaboradores, alunos, técnicos administrativos e professores. Atuamos com foco no Vale do Itajaí, região catarinense com 1 milhão de habitantes. Com mais de 40.000 profissionais formados, temos hoje 40 cursos de graduação, 13 mestrados e 4 doutorados, além de vários cursos *lato sensu*. Atuamos dentro do sistema ACAFE, que reúne quase 150.000 estudantes e 15 instituições de ensino distribuídas por todas as regiões de Santa Catarina. Já atuamos e pensamos em rede, mais recentemente integrados diretamente à rede de Centros de Inovação de Santa Catarina, com integração com as universidades, empresas e poder público, uma infraestrutura composta por edifícios, distritos de inovação e financiamento, cujo objetivo é desenvolver o ecossistema de inovação e empreendedorismo de cada região do estado.

Estamos interessados em descobrir e construir o significado da universidade do século XXI para as pessoas e sabemos que não faremos isso sozinhos, portanto, todas as iniciativas em rede, que buscam compreender a realidade contemporânea, os desafios atuais e ameaças que enfrentamos, nos interessam e são prioridade para a FURB. Por isso, ter participado desta rede e desta construção coletiva em um dos momentos mais desafiadores da sociedade, durante a pandemia de Covid-19, sob a iniciativa e coordenação desta brilhante profissional, a professora doutora Ana Maria Fonseca Zampieri, muito nos honra e estimula.

Tais eventos causam uma série de impactos sociais, econômicos e ambientais, além da perda de vidas, mas, talvez, uma de suas mais perversas consequências, o sofrimento individual e coletivo psíquico, tenha sido subestimado e até negligenciado por muitos durante muito tempo. O encontro entre a FURB e o PAHP e sua rede de alunos do curso Assistência

Psicológica Humanitária Integrativa na Pandemia de Covid-19, acontece exatamente neste contexto e pretende ser uma das principais iniciativas nacionais para preencher essa lacuna.

Coragem, resiliência e esperança são qualidades e sentimentos que nos guiam e aproximam, palavras que coroam o árduo e sensível trabalho realizado, que abrem a síntese inteligente e ferramenta estratégica que se tornou este livro, destinado a ampliar a capacidade de atuarmos em catástrofes naturais e situações correlatas e mitigar o sofrimento psicológico das pessoas, antes, durante e após os eventos e suas consequências. Quando nós da FURB, também estamos comprometidos em aprender e evoluir com tudo isso, compreender e construir o novo papel das universidades públicas daqui pra frente, só nos resta agradecer por poder fazer parte deste movimento, reafirmar nossa disposição e interesse em continuar a parceria e entusiasmo para desenvolver novos projetos de interesse mútuo, em 2023.

Este livro é mais uma etapa desta incrível iniciativa, impacto efetivo, construção de uma rede de profissionais altamente capacitados, sensibilizados e com as *soft skills* necessárias para mitigar o sofrimento psicológico das pessoas afetadas pela emergência climática e suas crescentes consequências, muitas delas evitáveis e devastadoras.

Parabéns, professora doutora Zampieri, obrigado a você e toda sua rede, alunos, parceiros, colaboradores, patrocinadores e entusiastas pela coragem e resiliência com que enfrentam essa jornada, sempre abertos e acolhedores com todos que queiram somar e colaborar, como é o caso da nossa universidade pública municipal de Blumenau, a FURB".

Christian Krambeck, 2020
Professor universitário, diretor do Instituto FURB e coordenador de Planejamento, mestre, arquiteto e urbanista

"No ano de 2008, eu e meu marido, Valdir Fiedler, tínhamos como compromisso maior a Governadoria Rotária do então Distrito 4650, que compreendia grande parte do estado de Santa Catarina, o alto e médio Vale do Itajaí. Nossa jornada diária compreendia estar presente nos clubes rotarianos e acompanhar o trabalho que eles desenvolvem junto à comunidade no servir rotário.

Fomos solicitados, em 28 de novembro de 2008, a socorrer as vítimas das chuvas que vinham ocorrendo na região do Vale do Itajaí, mais precisamente entre Gaspar e Ilhota. Resolvemos que o ideal seria estarmos juntos aos companheiros da região nesta hora de aflição, para buscar recursos e soluções, o mais rápido possível. Fomos para a região e só retornamos definitivamente, 90 dias após.

Em 5 de dezembro de 2008, a companheira rotariana de São Paulo, Dr.ª Ana Maria Fonseca Zampieri do Rotary Club Butantã de São Paulo, veio nos encontrar para uma reunião na Federação das Indústrias de Santa Catarina e ofereceu a intervenção psicológica em catástrofes, com o objetivo de compartilhar a sua expertize conosco, para a prevenção de traumas psicológicos pós catástrofes. Nessa reunião, podemos dizer que nasceu o Programa de Ajuda Humanitária Psicológica, o nosso PAHP. De lá e até hoje, estamos unidos em uma grande equipe multidisciplinar de Assistência Humanitária Psicológica. Em parceria com a Fundação *Fritz Muller* de Blumenau, lideramos, a partir de 2009, a primeira capacitação aos profissionais de saúde mental da região de Santa Catarina, para dar continuidade a este magnífico trabalho à sociedade brasileira.

Colaborei na maioria dos PAHPs realizados em todos estes anos, em várias cidades e estados do Brasil, direta ou indiretamente, presencial ou virtualmente. Em Blumenau, no ano 2009, um jornal local publicou uma matéria denominando o PAHP de "anjos da alma humana", que cuidava das pessoas enlutadas, em choque e temerosas pelo que viria dali para a frente. O grupo PAHP me apelidou de "a embaixatriz" deles, pois sempre e rapidamente providenciava os contatos em vários Rotarys do Brasil, além cuidar das coordenações logísticas do PAHP. Sou a líder emotiva, que tem protagonizado várias dores de tristeza e alegria, quando nos fechamentos das intervenções, apresentamos AS VOZES DO PAHP; no desenrolar de atividades em campo com o PAHP. Agora em parceria com a Fundação Universitária Regional de Blumenau-FURB, nos multiplicamos academicamente, com a coordenação da Prof.ª Dr.ª Ana Maria Fonseca Zampieri, destes cursos de Assistência Psicológica Humanitária, com excelência, para que profissionais da saúde mental da saúde pública atuem em catástrofes e pandemia em todo o nosso país".

Blumenau, dezembro de 2022.

Dulce Regina Quintilhan Fiedler
Rotary Club de Santa Catarina

O PAHP e o Rotary

"O Programa de Ajuda Humanitária Psicológica (PAHP) nasceu dentro do Rotary Butantã em São Paulo, em 2008, quando catástrofes naturais atingiram o estado de Santa Catarina. A generosidade dos profissionais de Psicologia, liderados pela Prof.ª Dr.ª Ana Maria Fonseca Zampieri, aliada à capilaridade da Rotary e sua capacidade de agir rapidamente, proporcionou um processo de rápidos aprendizados e intervenções. A capacidade que apresentamos hoje foi forjada então. Aprendemos que somente o atendimento primário às vítimas não traria uma solução de saúde mental para médio e longo prazos.

Precisaríamos deixar células locais que dariam continuidade à mitigação das dores das vítimas das catástrofes e assim nasceu a necessidade de capacitação de mais voluntários nas técnicas de atendimento; parcerias com universidades foram firmadas e o exército do bem do PAHP cresceu.

Ao longo destes anos, muitas vidas foram transformadas, muitos riscos de futuros incertos foram mitigados e revertidos. A cada ano, novas demandas se apresentam e ainda me surpreendo com a velocidade com que conseguimos levar alternativas eficazes para resgate da saúde mental das pessoas afetadas por catástrofes. A tarefa é gigante e somos gratos por podermos dar a nossa contribuição. Estamos sempre a postos".

Reinaldo Franco
Governador do Distrito Rotary Club Butantã de São Paulo, 2008-2009

"O Programa de Ajuda Humanitária Psicológica (PAHP) existe há cerca de 20 anos e foi idealizado pela Ana Maria, psicóloga, PhD e portadora de uma capacidade profissional que dispensa comentários, outros rotarianos do Club Rotary Butantã e de outros clubs pelo Brasil. O objetivo do PAHP é fazer assistência psicológica humanitária *in loco* para pessoas pós-catástrofes naturais (deslizamentos, tempestades, enchentes e chacinas, entre outros) ou feitas pela intervenção humana (Boate Kiss, em Santa Maria-RS, Brumadinho-MG, Petrópolis e outros).

O PAHP faz também o trabalho de capacitação de profissionais da saúde mental, dando a eles a condição necessária para multiplicarem os atendimentos às pessoas danificadas, seus familiares, amigos e pessoas próximas. Esse feito trabalhou cerca de 20.000 pessoas em todo o país. Durante a pandemia, outro Programa de Assistência Psicológica para Pandemias, foi realizado um trabalho com várias Secretarias de Saúde e Educação do Brasil, dando suporte para os profissionais lidarem com as mais diversas situações que se apresentavam. Foi feita, também, uma parceria de formação com a Fundação Universitária Regional de Blumenau (FURB) para profissionais de saúde mental de todo Brasil, da área pública, em 2021 e 2022.

Como presidente 2022-2023 do Rotary Club de São Paulo Butantã, sinto-me extremamente honrado em apoiar todas essas iniciativas, que só nos enche de orgulho e aumentam nosso prazer em servir. Como o lema principal do Rotary "DAR DE SI, ANTES DE PENSAR EM SI" e outros como "MAIS SE BENEFICIA QUEM MELHOR SERVE" e "FAZER O BEM, SEM OLHAR A QUEM", seguimos sempre no mesmo propósito de proporcionar condições melhores de vida e saúde aos que necessitam. O Rotary Butantã, a depender de mim, jamais abandonará esse maravilhoso programa que é o PAHP. Dou boas-vindas aos novos leitores e que esta obra possa colaborar com nossos profissionais de saúde mental, do Rotary e de nossa sociedade brasileira".

Leandro Dugaich
Presidente do Rotary Club São Paulo Butantã, 2021-2022

CAPÍTULO 25

PROGRAMAS DE AJUDA E ASSISTÊNCIA HUMANITÁRIA PSICOLÓGICA- (PAHP)- PESQUISAS SOBRE O ANTES E DEPOIS DAS CAPACITAÇÕES DOS PROFISSIONAIS DE SAÚDE MENTAL

Ana Maria Fonseca Zampieri

2009 PAHP - MA	Local:	**Trizidela do Vale, Pedreiras, Rosário e São Luís (MA)**
	Catástrofe natural:	inundações por fortes chuvas nas regiões norte e nordeste do Brasil em abril de 2009
	Data:	maio de 2009
	Carga horária:	80 horas
	Equipe:	Ana Maria Fonseca Zampieri, Antonio Gomes da Rosa, Claudete Aparecida Rodrigues Milaré, Denis Soares da Rocha Tavares, Eliane Alabe, Eleusis Guimarães, Graziele Balestieri, Helenice Gama Dias de Lima, Izabel Emília Sanchez Abrahão, Karina Borges Medeiros, Marisa Barradas de Crasto, Priscilla Paz Esteves Ferreira Fonseca, Sandra Simão de Carvalho, Solange Dair Santana Affonso, Suzana Barreto, Vera Lúcia Santiago.
	Atendidas:	395 pessoas
	Capacitados:	39 profissionais de saúde mental
PAHP SC	Local:	**Blumenau, Gaspar, Ilhota e Jaraguá do Sul (SC)**
	Catástrofe natural:	inundações por fortes chuvas em novembro de 2008
	Data:	janeiro de 2009
	Carga horária:	80 horas
	Equipe:	Ana Maria Fonseca Zampieri, Ana Paula Fonseca Zampieri, Ana Lúcia Castello, Antônio Gomes da Rosa, Claudete Aparecida Rodrigues Milaré, Eliane Alabe, Graziele Balestieri, Lilian Rodrigues Tostes, Karina Borges Medeiros, Izabel Emília Sanchez Abrahão, Marisa Barradas de Crasto, Priscilla Paz Esteves Ferreira Fonseca, Sandra Simão de Carvalho, Solange Dair Santana Affonso, Suzana Barreto, Sueli Garcia Carpinelli.
	Atendidas:	222 pessoas
	Capacitados:	39 profissionais de saúde mental

PAHP GUA - SC	Local:	**Guaraciaba (SC)**
	Catástrofe natural:	tornado em setembro de 2009
	Data:	dezembro de 2009
	Carga horária:	40 horas
	Equipe:	Ana Maria Fonseca Zampieri, Ana Lúcia Castello, Antonio Gomes da Rosa, Karina Borges Medeiros, Lilian Rodrigues Tostes, Mariana Juras, Eliane Alabe, Priscilla Paz Esteves Ferreira Fonseca, Rodrigo Dueti, Solange Dair Santana Affonso, Sueli Garcia Carpinelli, Suzana Barreto.
	Atendidas:	180 pessoas
	Capacitados:	49 profissionais de saúde mental

2010 **PAHP Morro do Bumba / RJ**	Local:	**Morro do Bumba, Niterói (RJ)**
	Catástrofe natural:	inundações e deslizamentos de terra decorrentes de fortes chuvas em abril de 2010
	Data:	maio de 2010
	Carga horária:	60 horas
	Equipe:	Ana Maria Fonseca Zampieri, Ana Lúcia Castello, Angela Alves, Cecília Brasil, Cilene Nóbrega Vianna, Claudete Aparecida Rodrigues Milaré, Cristiane Zevir, Cristina Werner, Daniel Gabarra, Elane Rodrigues, Elaine Rosalém, Eliane Alabe, Elizabeth Bragança, Elizabeth de Lacerda Barbosa, Fátima Bedran, Gilda Palhano, Gilvane Bispo dos Santos, Imaculada Mundin, Jairo Werner, *José Guilherme*, Jorgelina Carvalho, Katyana Gutierrez, Lilian Rodrigues Tostes, Lúcia Regina Menna Barreto Boaventura, Lúcia Maria Ferrara de Carvalho Barbosa, Luci Nolasco, Lucia Alves Rosa, Luciano Vilaça, Luiz Fernando Moreira, Luiz Ubirajara de Oliveira Junior, Luiza Vieira, Luiza Helena, Maria Cecília Veluk Dias Baptista, Maria do Carmo Mendes Rosa, Marinice Machado, Marisa Barradas de Crasto, Narda Nery Tebet, Neide Eisele, Norma Portugal, Regina Mussi, Rita de Cássia da Costa Saraiva, Rosita Koschar, Solange Dair Santana Affonso, Suzana Barreto.
	Atendidas:	200 pessoas
	Capacitados:	52 profissionais de saúde mental

PAHP Mogi das Cruzes	Local:	**Mogi das Cruzes (SP)**
	Tema:	Capacitação pela Cultura da Paz e da Não Violência
	Data:	janeiro de 2011
	Carga horária:	10 horas
	Equipe:	Ana Maria Fonseca Zampieri, Dulce Regina Loureiro Conte, Fernanda Machado Torres de Menezes, Sueli Garcia Carpinelli.
	Atendidas:	40 pessoas

	Local:	**Nova Friburgo (RJ)**
2011 — PAHP Nova Friburgo / RJ	Catástrofe natural:	inundações e deslizamentos de terra decorrentes de fortes chuvas em janeiro de 2011
	Data:	fevereiro de 2011
	Carga horária:	60 horas
	Equipe:	Ana Maria Fonseca Zampieri, Ana Lúcia Castello, Blenda de Oliveira, Dulce Regina Loureiro Conte, Cilene Nóbrega Vianna, Claudete Aparecida Rodrigues Milaré, Cristiane Zevir, Eliane Alabe, Elizabeth Bragança, Gilvane Bispo dos Santos, Izabel Emilia Sanchez Abrahão, Karina Borges Medeiros, Lilian Rodrigues Tostes, Lucia Alves Rosa, Lúcia Regina Menna Barreto Boaventura, Lúcia Maria Ferrara de Carvalho Barbosa, Luciana de Oliveira Ferreira, Maria Cecilia Veluk Dias Baptista, Maria do Carmo Mendes Rosa, Maria Eveline Cascardo Ramos, Marinice Machado, Marisa Barradas de Crasto, Narda Nery Tebet, Neide Eisele, Priscilla Paz Esteves Ferreira Fonseca, Rita de Cássia da Costa Saraiva, Rodrigo Dueti, Rosangela Diniz e Pádua, Sandra Simão de Carvalho, Solange Dair Santana Affonso, Sueli Garcia Carpinelli, Suzana Barreto, Taciara Teixeira de Oliveira, Vera Lúcia Santiago.
	Atendidas:	327 pessoas
	Capacitados:	29 profissionais de saúde mental

	Local:	**Bairro Realengo, no Rio de Janeiro (RJ)**
2011 — PAHP Realengo/ RJ	Tema:	chacina na Escola Municipal Tasso da Silveira em abril de 2011
	Data:	maio de 2011
	Carga horária:	8 horas
	Equipe:	Cristina Werner, Lúcia Maria Ferrara de Carvalho Barbosa, Lilian Tostes, Maria do Carmo Mendes Rosa, Maria Cecilia Veluk Dias Baptista, Neide Eisele.
	Atendidas:	20 pessoas

	Local:	**Lago Paranoá, Brasília (DF)**
PAHP Lago Paranoá - DF	Naufrágio:	embarcação *Imagination* em maio de 2011, no Lago Paranoá (DF)
	Data:	julho de 2011
	Carga horária:	8 horas
	Equipe:	Ana Maria Fonseca Zampieri, Eveline Cascardo Ramos, Fabrício Guimarães, Lúcia Magalhães, Luciana de Oliveira Ferreira, Luiz Fernando Carvalho Maciel, Rosangela Diniz e Pádua, Sandra Simão de Carvalho
	Atendidas:	8 pessoas

	Local:	**Barra Mansa (RJ)**
PAHP Barra Mansa - RJ	Catástrofe natural:	tempestade de granizo em abril de 2011
	Data:	julho de 2011
	Carga horária:	24 horas
	Equipe:	Ana Maria Fonseca Zampieri, Claudete Aparecida Rodrigues Milaré, Dulce Regina Loureiro Conte, Fernanda Machado Torres de Menezes, Regina Aparecida Magnossão Manzano, Solange Dair Santana Affonso.
	Atendidas:	120 pessoas

2012	**PAHP Rio do Sul - SC**	Local: **Rio do Sul (SC)**
		Catástrofe natural: inundação e deslizamentos de terra em setembro de 2011
		Data: fevereiro de 2012
		Carga horária: 30 horas
		Equipe: Ana Maria Fonseca Zampieri, Ana Paula Zampieri, Claudete Aparecida Rodrigues Milaré, Fernanda Machado Torres de Menezes, Graziele Balestieri, Izabel Emilia Sanchez Abrahão, Marisa de Crasto, Paulo Zampieri, Regina Aparecida Magnossão Manzano, Solange Dair Santana Affonso.
		Atendidas: 50 pessoas
	PAHP PUC-GO	Local: **Pontifícia Universidade Católica de Goiânia, PUC-GO**
		Tema: *workshop* de Intervenção Psicológica em Catástrofes
		Data: abril de 2012
		Carga horária: 20 horas
		Equipe: Ana Maria Fonseca Zampieri, Izabel Emilia Sanchez Abrahão, Lilian Rodrigues Tostes, Luciana de Oliveira Ferreira.
		Atendidas: 120 profissionais de Psicologia
2013	**PAHP Santa Maria I - RS**	Local: **Santa Maria (RS)**
		Catástrofe natural: tragédia da Boate Kiss (incêndio)
		Data: fevereiro e março de 2013
		Carga horária: 80 horas
		Equipe: Ana Maria Fonseca Zampieri, Ana Lúcia Horta, Antônio Gomes da Rosa, Claudete Aparecida Rodrigues Milaré, Fabricio Guimarães, Fernanda Machado Torres de Menezes, Lilian Rodrigues Tostes, Lucas Bezerra, Luiz Fernando Carvalho Maciel, Maria do Carmo Mendes Rosa, Maria das Graças Dias de Oliveira Passaretti, Marina Junqueira Zampieri, Marisa Barradas de Crasto, Priscilla Paz Esteves Ferreira Fonseca, Regina Aparecida Magnossão Manzano, Rodrigo Dueti, Sandra Simão de Carvalho, Solange Dair Santana Affonso, Thiago
		Atendidas: 208 pessoas
	PAHP Fórum de Bangu - RS	Local: **Rio de Janeiro (RJ)**
		Tema: tiroteio em frente ao Fórum de Bangu em novembro de 2013
		Data: dezembro de 2013
		Carga horária: 8 horas
		Equipe: Cristiane Zevir, Elizabeth Bragança, Lúcia Maria Ferrara de Carvalho Barbosa, Lilian Rodrigues Tostes, Maria Cecilia Veluk Dias Baptista, Marinice Machado, Neide Eisele
		Atendidas: 19 pessoas

PAHP Instituto Udaya - SP (2013-2014)

Local:	**São Paulo (SP)**
Catástrofe natural:	Instituto Udaya, famílias desabrigadas por enchentes.
Data:	janeiro a dezembro de 2014
Carga horária:	100 horas
Equipe:	Ana Maria Fonseca Zampieri, Dulce Regina Loureiro Conte, Fernanda Machado Torres de Menezes, Lucilla Pimentel, Maria das Graças Dias de Oliveira Passaretti, Paola Andrea Albornoz Ossandón, Paulo Zampieri, Regina Aparecida Magnossão Manzano, Roberta Madruga Alves Coelho de Souza, Sueli Garcia Carpinelli, Tatiane Beatriz Guimarães Perini.
Atendidas:	30 pessoas
Capacitados:	8 psicoterapeutas de famílias (F&Z ADES LTDA)

PAHP Santa Maria II - RC (2014)

Local:	**Santa Maria (RS)**
Catástrofe natural:	tragédia da Boate Kiss (luto de 1 ano)
Data:	abril e maio de 2013 e janeiro de 2014
Carga horária:	80 horas
Equipe:	Ana Maria Fonseca Zampieri, Ana Lúcia Horta, Antônio Gomes da Rosa, Claudete Aparecida Rodrigues Milaré, Fabricio Guimarães, Fernanda Machado Torres de Menezes, Lilian Rodrigues Tostes, Lucas Bezerra, Luiz Fernando Carvalho Maciel, Maria do Carmo Mendes Rosa, Maria das Graças Dias de Oliveira Passaretti, Marisa Barradas de Crasto, Priscilla Paz Esteves Ferreira Fonseca, Regina Aparecida Magnossão Manzano, Rodrigo Dueti, Solange Dair Santana Affonso, Thiago Fonseca
Atendidas:	83 pessoas
Capacitados:	27 profissionais CVV – Centro de Valorização da Vida de Santa Maria

PAHP Santana do Parnaíba

Local:	**Santana do Parnaíba (SP)**
Catástrofe natural:	enchentes e deslizantes de terra
Data:	2011
Carga horária:	16 horas
Equipe:	Ana Lúcia Castello, Claudete Aparecida Rodrigues Milaré, Marisa Barradas de Crasto, Solange Dair Santana Affonso, Sueli Garcia Carpinelli, Suzana Barreto.
Atendidas:	40 pessoas

PAHP Xanxerê - SC

Local:	**Xanxerê (SC)**
Catástrofe natural:	tornado em abril de 2015
Data:	junho de 2015
Carga horária:	60 horas
Equipe:	Ana Maria Fonseca Zampieri, Antonio Gomes da Rosa, Claudete Aparecida Rodrigues Milaré, Fernanda Machado Torres de Menezes, Karina Borges Medeiros, Lilian Rodrigues Tostes, Izabel Emilia Sanchez Abrahão, Maria do Carmo Mendes Rosa, Neide Eisele, Paulo Zampieri, Regina Aparecida Magnossão Manzano, Solange Dair Santana Affonso, Sueli Garcia Carpinelli,
Atendidas:	136 pessoas danificadas
Capacitados:	73 profissionais da área de saúde mental de SC

2015

PAHP I Simpósio - SP

Local:	UNIFESP (SP)
Capacitação:	I Simpósio Internacional de Intervenção Psicológica em Crises e Catástrofes - "A imunização psíquica para o enfrentamento de crises e catástrofes da humanidade".
Data:	abril de 2015
Carga horária:	16 horas
Equipe:	Ana Maria Fonseca Zampieri, Ana Lucia Castelo, Ana Lúcia Horta, Antonio Gomes da Rosa, Claudete Milaré, Cris Wenner, Dulce Conte, Dulce Fiedler, Fabricio Guimarães, Leon Cohen Bello, Helenice Gama, Izabel Abrahão, José Toufic Thome, Lilian Tostes, Lorraine Dias, Luciana Oliveira, Marisa Crasto, Neide Eisele, Regina Manzano, Reinaldo Franco, Rodrigo Dueti, Sandra Simas, Suzana Barreto, Sueli García Carpinelli.
Capacitados:	320 profissionais de saúde mental da saúde mental

2016

PAHP GO

Local:	Goiânia (GO)
Catástrofe natural:	inundações por chuvas na Vila São José - GO
Data:	janeiro de 2016
Carga horária:	16 horas
Equipe:	Fabricio Guimarães, Luciana de Oliveira Ferreira, Luiz Fernando Carvalho Maciel, Helenice Gama, Priscilla Paz Esteves Ferreira Fonseca, Rosangela Diniz e Pádua, Sandra Simão de Carvalho, Taciara Teixeira de Oliveira.
Atendidas:	30 pessoas

PAHP Anápolis - GO

Local:	Anápolis (GO)
Tema:	crise institucional em um hospital psiquiátrico
Data:	junho de 2016
Carga horária:	8 horas
Equipe:	Ana Maria Fonseca Zampieri, Rosangela Diniz e Pádua, Bruna Tomazette, Sandra Simão de Carvalho, Luciana de Oliveira Ferreira.
Atendidas:	80 pessoas

PAHP Brasília - DF

Local:	Brasília (DF)
Tema:	suicídio de um adolescente que afetou os moradores de um condomínio Lago Sul
Data:	julho de 2016
Carga horária:	8 horas
Equipe:	Karina Borges Medeiros, Luciana de Oliveira Ferreira, Maria Eveline Cascardo Ramos, Rosangela Diniz e Pádua, Sandra Simão de Carvalho.
Atendidas:	16 pessoas

PAHP UNB - DF

Local:	UnB (DF)
Capacitação:	capacitação de profissionais de saúde mental
Data:	março de 2016
Carga horária:	20 horas
Equipe:	Ana Maria Fonseca Zampieri, Bruna Tomazetti, Fabricio Guimarães, Helenice Gama, Luciana Ferreira, Luiz Fernando Carvalho Maciel, Maria Eveline Cascardo Ramos, Rodrigo Dueti, Rosangela Diniz, Sandra Simão.
Capacitados:	108 profissionais de saúde mental

PAHP II Simpósio - SP

Local:	UNIFESP (SP)
Capacitação:	II Simpósio da ABRAPAHP – Crises Familiares: Orientação Sexual e Identidade de Gênero
Data:	abril de 2016
Carga horária:	16 horas
Equipe:	Ana Maria Fonseca Zampieri, Ana Lucia Castelo, Ana Lúcia Horta, Antonio Gomes da Rosa, Claudete Milaré, Cris Wenner, Dulce Conte, Fabricio Guimarães, Helenice Gama, Izabel Abrahão, Lilian Tostes, Lorraine Dias, Luciana Oliveira, Marisa Crasto, Neide Eisele, Regina Manzano, Reinaldo Franco, Rodrigo Dueti, Sandra Simão, Suzana Barreto, Sueli Garcia Carpinelli.
Capacitados:	350 profissionais de saúde mental

2017 — PAHP Manaus - AM

Local:	Manaus (AM)
Catástrofe natural:	Enchente, desabrigados ribeirinhos, profissionas da Secretaria de Saúde de Manaus
Data:	maio de 2017
Carga horária:	20 horas
Equipe:	Ana Maria Fonseca Zampieri, Fabricio Guimarães, Izabel Emilia Sanchez Abrahão.
Capacitados:	170 profissionais de saúde mental

2019 — PAHP Brumadinho - MG

Local:	Brumadinho (MG)
Catástrofe:	rompimento da barragem em janeiro de 2019
Data:	março de 2019
Carga horária:	40 horas
Equipe:	Ana Maria Fonseca Zampieri, Andréia Castagna Ferreira, Daniella Furtado, Fernanda Machado Torres de Menezes, Maria Cecilia Veluk Dias Baptista, Maria do Carmo Mendes Rosa, Marisa Barradas de Crasto, Neide Eisele.
Atendidas:	128 pessoas

PAHP Suzano - SP

Local:	Suzano (SP)
Tema:	massacre na Escola Estadual Raul Brasil em março de 2019
Data:	março de 2019
Carga horária:	8 horas
Equipe:	Ana Maria Fonseca Zampieri, Dulce Regina Loureiro Conte, Fernanda Machado Torres de Menezes, Maria das Graças Dias de Oliveira Passaretti.
Atendidas:	90 pessoas

PAHP - ASF/Brasilândia - SP

Local:	Associação Saúde da Família (SP)
Tema:	incêndio em AMA/UBS Elisa Maria na Brasilândia em fevereiro de 2020
Data:	março de 2020
Carga horária:	8 horas
Equipe:	Ana Maria Fonseca Zampieri, Dulce Regina Loureiro Conte, Izabel Emilia Sanchez Abrahão, Maria das Graças Dias de Oliveira Passaretti.
Equipe:	Ana Maria Fonseca Zampieri, Dulce Regina Loureiro Conte, Izabel Emilia Sanchez Abrahão, Maria das Graças Dias de Oliveira Passaretti.
Atendidas:	41 pessoas

2020 / PAHP F&Z e Rotary / PAHP Escuta com Afeto	Local:	**F&Z e Rotary São Paulo Butantã (SP)**
	Pandemia covid-19:	com psicólogos rotarianos de Sorocaba, RJ, Marília e SP
	Data:	março de 2020
	Carga horária:	20 horas
	Equipe:	Ana Maria Fonseca Zampieri, Dulce Regina Loureiro Conte, Claudete Aparecida Rodrigues Milaré, Neide Eisele.
	Capacitados:	10 profissionais de saúde mental
	Local:	**Projeto: Escuta com Afeto - Fortaleza e Recife - Mulheres do Brasil (PE,**
	Pandemia covid-19:	com voluntárias do projeto Escuta com Afeto
	Data:	junho de 2020
	Carga horária:	20 horas
	Equipe:	Ana Maria Fonseca Zampieri.
	Capacitados:	50 profissionais voluntários do Mulheres do Brasil

PAHP Cacau Show/ Sidarta-SP	Local:	**Cacau Show / Sidarta - Virtual (SP)**
	Catástrofe natural:	psicólogos e profissionais de saúde mental voluntários do projeto do Instituto Sidarta/ Cacau Show
	Data:	maio - junho de 2020
	Carga horária:	20 horas
	Equipe:	Ana Maria Fonseca Zampieri, Andréia Castagna Ferreira, Claudete Aparecida Rodrigues Milaré, Fernanda Machado Torres de Menezes, Lúcia Maria Ferrara de Carvalho Barbosa, Maria Cecilia Veluk Dias Baptista,
	Atendidas:	99 pessoas

PAHP SEDUC/ Parceiros da Educação-SP	Local:	**SEDUC/Parceiros da Educação (SP)**
	Pandemia covid-19:	professores, coordenadores e diretores de escolas públicas de São Paulo
	Data:	setembro e outubro de 2020
	Carga horária:	60 horas
	Equipe:	Ana Maria Fonseca Zampieri, Ana Lúcia Horta, Andréia Castagna Ferreira, Antônio Gomes da Rosa, Claudete Aparecida Rodrigues Milaré, Dulce Regina Loureiro Conte, Elvira Cairo, Helenice Gama Dias de Lima, Izabel Emilia Sanchez Abrahão, Lúcia Maria Ferrara de Carvalho Barbosa, Lucilla Pimentel, Luis Fernando Moreira, Maria Cecilia Veluk Dias Baptista, Maria do Carmo Mendes Rosa, Maria Eveline Cascardo Ramos, Maria das Graças Dias de Oliveira Passaretti, Marisa Barradas de Crasto, Neide Eisele, Regina Aparecida Magnossão Manzano, Sandra Simão de Carvalho, Selma Maria Lessa Castro, Sonia Sachetto, Sueli Garcia Carpinelli.
	Atendidas:	301 professores, diretores e coordenadores

CORAGEM, RESILIÊNCIA E ESPERANÇA:
ASSISTÊNCIA PSICOLÓGICA HUMANITÁRIA INTEGRATIVA NA PANDEMIA COVID-19

PAHP Encontros Colaborativos — 2020-2021

Local:	ZOOM- *ONLINE* (Brasil)
Pandemia covid-19:	Encontros Colaborativos dos profissionais do PAHP na Pandemia COVID 19
Data:	2020 a dezembro de 2021
Carga horária:	48 horas
Equipe:	Ana Maria Fonseca Zampieri (coordenação)
Capacitados:	80 profissionais de saúde mental

PAHP Lar das Crianças — 2021

Local:	Lar das Crianças - CIP (SP)
Catástrofe natural:	aos diretores, supervisores, coordenadores e professores do Lar das Crianças da Congregação Israelita Paulista
Data:	janeiro de 2021
Carga horária:	20 horas
Equipe:	Ana Maria Fonseca Zampieri, Dulce Regina Loureiro Conte
Atendidas:	26 professores, diretores e coordenadores do Lar das Crianças.

PAHP Humanidades

Local:	Humanidades do Rio de Janeiro - RJ
Pandemia covid-19	
Data:	janeiro a março de 2021
Carga horária:	40 horas
Equipe:	Dulce Regina Loureiro Conte, Lúcia Regina Menna Barreto Boaventura, Maria do Carmo Mendes Rosa, Maria Eveline Cascardo Ramos, Marisa Barradas de Crasto, Neide Eisele, Norma Portugal
Capacitados:	24 profissionais de saúde mental

PAHP Manaus/ Sec Saúde — 2021

Local:	Manaus - Universidade do Estado do Amazonas (MA)
Projeto:	Ação da UEA: "Nós da linha de frente", médicos, enfermeiros e psicólogos que atuam na linha de frente na pandemia
Data:	janeiro a março de 2021
Carga horária:	80 horas
Equipe:	Ana Maria Fonseca Zampieri, Andréia Castagna Ferreira, Claudete Aparecida Rodrigues Milaré, Fernanda Machado Torres de Menezes, Helenice Gama Dias de Lima, Izabel Emilia Sanchez Abrahão, Lilian Rodrigues Tostes, Priscilla Paz Esteves Ferreira Fonseca, Maria Cecilia Veluk Dias Baptista, Marta Angélica Batista, Neide Eisele, Rita de Cássia da Costa Saraiva, Sueli Garcia Carpinelli
Atendidas:	70 profissionais de saúde

PAHP Pres. Getúlio-SC

Local:	**Presidente Getúlio, Rio do Sul e Ibirama (SC)**
Catástrofe natural:	enxurrada e deslizamentos de terra em dezembro de 2020, com médicos, enfermeiros e psicólogos que atuam na linha de frente na pandemia
Data:	março de 2021
Carga horária:	40 horas
Equipe:	Ana Maria Fonseca Zampieri, Antonio Gomes da Rosa, Fernanda Machado Torres de Menezes, Marisa Barradas de Crasto, Neide Eliese, Priscilla Paz Esteves Ferreira Fonseca
Atendidas:	20 profissionais de saúde

PAHP ATEFAM

Local:	**ATEFAM - Manaus (MA)**
Pandemia covid-19:	terapeutas de famílias ATEFAM
Data:	fevereiro a março de 2021
Carga horária:	40 horas
Equipe:	Ana Maria Fonseca Zampieri, Lúcia Maria Ferrara de Carvalho Barbosa, Luiz Fernando Moreira, Solange Dair Santana Affonso
Atendidas:	14 terapeutas de famílias

PAHP APIP/FURB 2021

Local:	**FURB /APIP (Brasil)**
Catástrofe natural:	para os psicólogos e profissionais de saúde mental da saúde pública do Brasil
Data:	2021
Carga horária:	81 horas
Equipe:	Amaury Miele, Ana Lucia Cavalcanti, Ana Maria Fonseca Zampieri, Andréia Castagna Ferreira, Antonio Gomes da Rosa, Carlos Ramalho, Célia Regina Dutra Chaves Pessoa, Cristina Jacobson Jácomo Cinnanti, Cristiane Zevir, Daniel Viana Rosa, Dulce Regina Loureiro Conte, Elisa Rosaza, Evelin Cristiane Guerra, Fernanda Machado Torres de Menezes, Helenice Gama Dias de Lima, Izabel Emilia Sanchez Abrahão, José Paulo da Fonseca, José Thouffic Thomé, Leon Cohen Bello, Lilian Rodrigues Tostes, Lúcia Regina Menna Barreto Boaventura, Lúcia Maria Ferrara de Carvalho Barbosa, Magda Linzmeyer, Marcela Cavalcanti, Marcelle Viana de Morais, Maria Cecilia Veluk Dias Baptista, Maria Eliene Gomes Bonfim Lima, Maria Eveline Cascardo Ramos, Maria Lenilda de Almeira, Marisa Barradas de Crasto, Marta Angélica Batista, Renata da Silva Coelho, Simone Nicastro, Solange Dair Santana Affonso, Sonia Marta Sachetto, Sueli Garcia Carpinelli, Sylvia Marzano.
Capacitados:	59 profissionais de saúde mental

PAHP ASF - 2021

Local:	ASF (SP)
Catástrofe natural:	para os psicólogos e profissionais de saúde mental da Associação da Saúde da Família / SP
Data:	março de 2021
Carga horária:	20 horas
Equipe:	Amanda Livia Santos, Ana Luisa de Castro Pinho, Andre de Souza Alves, Ana Maria Fonseca Zampieri, Ana Paula Romeu Queiroz, Augusta Oliveira César de Carvalho, Caroline Almeida Rias, Caroline Caldeira Pegorelli, Caroline Pontes, Cinira Carolina Scabello Araia, Cinthya Almeida, Cleide Rosa da Silva, Debora Alcantara, Diana Basei Garcia, Dulce Regina Loureiro Conte, Eliane Barreto de Santana, Eliete Lira de Souza, Felipe Gargantini Carderelli, Fernanda Lima da Silva, Gabriela Ferreira da Cruz, Ivanilza Martins Ribeiro Jacinto, Jessika Maria de Souza, Juliana Risonho de Almeida, Lilian Garcia Cataneo, Luiza Gomes Magalhães, Luiza Moreira Grisolia, Luzia Cristina da Silva, Marcela Muzel Poles, Marcelo Francesco Pereira da Costa, Marcus Vinicius Bertola Caetano, Maria do Carmo Mendes Rosa, Maria Luisa Lentini, Maria Luiza Santa Cruz, Mariana Artuzo, Marilia Dapena Fernandez, Marislane Santos Barbosa de Oliveira, Moacyr Bigucci Bertolino, Monica Takei Hasimoto, Naiara Gomes Pereira, Nayara Costa Marques Marinheiro, Neide Eisele, Patricia Rodrigues Rocha, Paulo Takeshi Izawa, Romário da Silva Ferreira, Rosana de Prado Oliveira, Roseli Zambeli, Shirley Cristina Estima Lanuzzi, Sonia Sachetto, Sueli Garcia Carpinelli, Thainara Costa Belmiro, Thais Cristina de Vianna, Thatiane Henriques Barbelli, Vanessa do Nascimento Alves Ferreira, Wagner Aparecido dos Reis, Walisson Fernandes.
Capacitados:	200 pessoas

PAHP/Grupo de Calatonia-SP

Local:	Sociodrama Construtivista da Morte e do Luto na Pandemia de Covid19
Catástrofe natural:	grupo de psicólogos enlutados
Data:	abril de 2021
Carga horária:	16 horas
Equipe:	Dulce Regina Loureiro Conte, Fernanda Machado Torres de Menezes, Maria do Carmo Mendes Rosa, Neide Eisele
Atendidas:	20 pessoas

PAHP PUC-GO

Local:	PUC (GO)
Pandemia covid-19:	professores da PUC-GO
Data:	maio de 2021
Carga horária:	8 horas
Equipe:	Ana Maria Fonseca Zampieri, Andréia Castagna Ferreira, Claudete Aparecida Rodrigues Milaré, Fernanda Machado Torres de Menezes, Izabel Emilia Sanchez Abrahão, Maria do Carmo Mendes Rosa, Maria Eveline Cascardo Ramos, Neide Eisele, Sonia Sachetto, Sueli Garcia Carpinelli, Taciara Teixeira de Oliveira
Capacitados:	120 professores de Psicologia PUC/GO

	Local:	**Condomínio no Campo Belo (SP)**
PAHP Campo Belo -SP	Catástrofe natural:	incêndio em condomínio no Campo Belo
	Data:	julho de 2021
	Carga horária:	4 horas
	Equipe:	Ana Maria Fonseca Zampieri, Fernanda Machado Torres de Menezes, Regina Aparecida Magnossão Manzano
	Atendidas:	14 pessoas

	Local:	**Roseira/PAHP/Parceiros da educação (SP)**
PAHP Roseira -SP	Catástrofe:	Pandemia COVID 19
	Data:	setembro a dezembro de 2021
	Carga horária:	
	Equipe:	Ana Júlia Morelli, Dulce Regina Loureiro Conte, Giselle Nascimento de Souza Araújo, Fernanda Machado Torres de Menezes, Neide de Jesus Gameiro Eisele, Roberta Coelho, Sonia Sachetto
	Atendidas:	120 diretores, coordenadores, e professores de escolas públicas de Roseira/SP

	Local:	**Sociodrama Construtivista da Prevenção do Câncer de Mama (SP/RJ)**
PAHP/Grupo de Calatonia	Catástrofe natural:	Outubro Rosa na Pandemia
	Data:	outubro de 2021
	Carga horária:	4 horas
	Equipe:	Dulce Regina Loureiro Conte, Fernanda Machado Torres de Menezes, Maria do Carmo Mendes Rosa, Neide Eisele
	Atendidas:	20 pessoas

	Local:	**APIC/FURB (Brasil)**
APICP/FURB - Brasil (2022)	Catástrofe Natural:	para psicólogos e profissionais de saúde mental da saúde pública do Brasil
	Data:	maio a novembro de 2022
	Carga horária:	81 horas
	Equipe:	Adriana Moro Maiesk, Ana Lúcia Cavalcanti, Ana Lucia Horta, Ana Maria Fonseca Zampieri, Ana Paula Generozo, Andréia Castagna Ferreira, Antonio Gomes da Rosa, Carolina Junqueira, Cássia Zanini Gasante, Cecilia Rita Bozzo Greguritti dos Santos, Cynthia Silva Machado, Daiane Silva Batista, Danielle Clemente, Danielle da Rocha Netto, Debora Rubio, Danise Braz, Dulce Regina Loureiro Conte, Elisa Kosaza, Elizeth Fernandes Vieira, Emerson Suriani, Fernanda Machado Torres de Menezes, Izabel Emilia Sanchez Abrahão, Graziele Freitas, Jéssika Ciriaco, José Lucas Freire Lopes, José Paulo da Fonseca, José Toufic Thomé, Juliana Oliveira Prates, Lilian Ferreira Neves Tavares, Lilian Rodrigues Tostes, Lucia Alves Rosa, Lúcia Maria Ferrara de Carvalho Barbosa, Marcela Cavalcanti, Maria Cecilia Veluk Dias Baptista, Maria do Carmo Mendes Rosa, Maria Eveline Cascardo Ramos, Maria Gabriela da Silva Greco, Maria Goreti S. Cruz, Maria José Pimenta Faria, Marli Pereira da Luz, Marisa Barradas de Crasto, Míria Carla Campos Silva, Neide Eisele, Quênia de Oliveira Santos Gumarães, Rebecca Ribeiro Mucci, Regina Manzano, Rita de Cássia da Costa Saraiva, Rosa Stopa, Silmara Biagioli, Simone Monteiro Oliveira de Souza, Soraya Giese Hack, Suelí Garcia Carpinelli, Suzana Zamai, Vanuslândia Loiola Maia
	Capacitados:	59 profissionais de saúde pública mental do Brasil

2022 PAHP Petrópolis- RJ	Local:	**Petrópolis Secretaria da Educação (RJ)**
	Catástrofe natural:	Enchentes e deslizamentos de terra / COVID 19
	Data:	janeiro, fevereiro e março de 2022
	Carga horária:	40 horas
	Equipe:	Ana Maria Fonseca Zampieri, Andréia Castagna Ferreira, Cassia Zanini Giansante, Dulce Regina Loureiro Conte, Lúcia Maria Ferrara de Carvalho Barbosa, Lilian Rodrigues Tostes, Lucia Alves Rosa, Maria do Carmo Mendes Rosa, Neide Eisele, Rita Saraiva, Simone Monteiro Oliveira de Souza, Sonia Sachetto, Sueli Garcia Carpinelli
	Capacitados:	100 profissionais da Secretária da educação de Petrópolis

2022 PAHP PEDUC	Local:	**Parceiros da Educação**
	Catástrofe:	Oferecer aos diretores, coordenadores, professores e funcionários de escolas públicas aliadas ao grupo Parceiros da Educação, uma assistência psicológica breve para receber o retorno dos alunos após COVID-19.
	Data:	Março de 2022
	Carga horária:	8 horas
	Equipe:	Ana Maria Fonseca Zampieri, Dulce Regina Barbosa, Lucia Ferrara, Luiz Fernando Moreira, Neide de Jesus Garneiro Eisele.
	Atendidas:	80 professores

2022 PAHP VAS	Local:	**Escola Municipal de Ensino Fundamental e Médio Vereador Antonio Sampaio VAS, em São Paulo - APIP/FURB (SP)**
	Catástrofe:	Pandemia covid-19
	Data:	março de 2022
	Carga horária:	8 horas
	Equipe:	Ana Maria Fonseca Zampieri (coord.), Daniel Viana Rosa, Marcelle Vianna de Morais e Renata da Silva Coelho (coord.)
	Atendidas:	17 pessoas

2022 PAHP APICP/ Casa da Cidadania	Local:	**Casa da Cidadania, Rotary Club de Petrópolis APICP/FURB 2022 (RS)**
	Catástrofe natural:	Mulheres costureiras danificadas por deslizantes de terra e pandemia COVID-19, Casa da Cidadania, Petrópolis (RJ)
	Data:	julho de 2022
	Carga horária:	8 horas
	Equipe:	Cássia Zanini Gasante, Danielle da Rocha Netto, Gilvane Bispo dos Santos, Lilian Rodrigues Tostes, Maria Gabriela da Silva Greco, Rita de Cássia da Costa Saraiva (coord.), Simone Monteiro Oliveira de Souza e Quênia de Oliveira Santos Gumarães
	Atendidas:	42 costureiras

PAHP INPA-AM	Local:	**INPA Manaus - APIP/FURB 2022 (AM)**
	Catástrofe:	Pandemia covid-19
	Data:	junho e julho de 2022
	Carga horária:	20 horas
	Equipe:	Carlos Humberto Cavalcante de Oliveira Ramalho
	Capacitados:	8 profissionais do INPA - Linha de frente UGA

PAHP APICP 2022	Local:	**APICP / FURB - 2022**
	Catástrofe natural:	para os psicólogos e profissionais de saúde mental da saúde pública do Brasil
	Data:	maio a novembro de 2022
	Carga horária:	81 horas
	Equipe:	Ana Lúcia Horta, Ana Maria Fonseca Zampieri, Andréia Castagna Ferreira, Antonio Gomes da Rosa, Dulce Regina Loureiro Conte, Elise Kosaza, Fernanda Machado Torres de Menezes, Izabel Emilia Sanchez Abrahão, Adriana Moro Maieski, Ana Paula Generozo, Andréia Castagna Ferreira, Carolina Junqueira, Cássia Zanini Gasante, Cecilia Rita Bozzo Greguritti dos Santos, Cynthia Silva Machado, Daiane Silva Batista, Danielle Clemente, Danielle da Rocha Netto, Debora Rubio, Danise Braz, Elizeth Fernandes Vieira, Emerson Suriani, Graziele Freitas, Jéssika Ciriaco, José Lucas Freire Lopes, José Paulo da Fonseca, Jose Toufic Tomé, Juliana Oliveira Prates, Leon Cohen Belo, Lilian Ferreira Neves Tavares, Lilian Rodrigues Tostes, Lucia Alves P S Rosa, Lúcia Maria Ferrara de Carvalho Barbosa, Maria Cecilia Veluk Dias Baptista, Maria do Carmo Mendes Rosa, Maria Eveline Cascardo Ramos, Maria Gabriela da Silva Greco, Maria Goreti S. Cruz, Maria José Pimenta Faria, Marli Pereira da Luz, Marisa Barradas de Crasto, Miria Carla Campos Silva, Neide Eisele, Rebecca Ribeiro Mucci, Regina Manzano, Rita de Cássia da Costa Saraiva, Rosa Stopa, Silmara Biagioli, Simone Monteiro Oliveira de Souza, Soraya Giese Hack, Sueli Garcia Carpinelli, Suzana Zamai, Quênia de Oliveira Santos Guimarães, Vanuslândia Loiola Maia
	Capacitados:	59 profissionais de saúde mental da área pública

PAHP APICP/ASF	Local:	**ASF APICP/FURB 2022 (SP)**
	Catástrofe	Pandemia covid-19
	Data:	setembro e outubro de 2022
	Carga horária:	8 horas
	Equipe:	Ana Maria Fonseca Zampieri (coord.), Ana Paula Generozo, Danielle Clemente, Débora Rubio, Denize Braz, Emerson Suriani, Fernanda Machado Torres de Menezes (coord.), Jessika Ciriaco e Rosa Stopa
	Atendidas:	11 psicólogos da clínica psicológica da ASF/SP

PAHP APICP/CRAVI - Suzano	Local:	**CRAVI - Suzano APICP/FURB 2022 (SP)**
	Pandemia Covid-19:	Equipe do CRAVI (atendimento gratuito a vítimas e familiares de crimes violentos, em Suzano) Pandemia Covid-19.
	Data:	setembro de 2022
	Carga horária:	8 horas
	Equipe:	Ana Maria Fonseca Zampieri (coord.), Cecilia Rita Bozzo Greguritti dos Santos (coord.), Daiane Silva Batista, José Lucas Freire Lopes, Maria Goreti S. Cruz, Maria José Pimenta Faria, Miria Carla Campos Silva, Regina Manzano
	Atendidas:	17 profissionais de saúde mental da CRAVI

PAHP APICP/Casa do Idoso

Local:	Fundação Municipal do Idoso Casa Dona Neném Lucindo APICP/FURB 2022 (GO)
Pandemia Covid-19:	funcionários da fundação, em Bela Vista, Goiás. Pandemia COVID-19.
Data:	outubro de 2022
Carga horária:	10 horas
Equipe:	Ana Maria Fonseca Zampieri (coord.), Cynthia Silva Machado, Elizeth Fernandes Vieira, Juliana Oliveira Prates, Lilian Ferreira Neves Tavares, Rebecca Ribeiro Mucci, Silmara Biagioli, Soraya Giese Hack, Sueli Garcia Carpinelli, Suzana Zamai, Vanuslândia Loiola Maia
Atendidas:	30 idosos.

PAHP APICP/Ibiraiaras

Local:	Ibiraiaras - APICP/FURB 2022 (RS)
Pandemia Covid-19:	Mulheres participantes de oficina terapêutica em saúde mental em UBS, em Ibiraiaras (RS)
Data:	outubro de 2022
Carga horária:	6 horas
Equipe:	Ana Maria Fonseca Zampieri (coord.), Adriana Moro, Andreia Castagna, Graziele Freitas, Marli Pereira da Luz (coord.)
Atendidas:	9 pessoas da UBS

PAHP APICP/Casa do Idoso

Local:	Fundação Municipal do Idoso Casa Dona Neném Lucindo APICP/FURB 2022 (GO)
Pandemia Covid-19:	funcionários da fundação, em Bela Vista, Goiás. Pandemia COVID-19.
Data:	outubro de 2022
Carga horária:	10 horas
Equipe:	Ana Maria Fonseca Zampieri (coord.), Cynthia Silva Machado, Elizeth Fernandes Vieira, Juliana Oliveira Prates, Lilian Ferreira Neves Tavares, Rebecca Ribeiro Mucci, Silmara Biagioli, Soraya Giese Hack, Sueli Garcia Carpinelli, Suzana Zamai, Vanuslândia Loiola Maia
Atendidas:	30 idosos.

2023 PAHP SÃO PAULO

Local:	Escolas públicas: Miguel Maluhy Comendador, Tiago Alberione Padre e Martins Pena - 2023 (SP)
Catástrofe:	Violência nas escolas (assassinatos).
Data:	Abril e maio de 2023
Carga horária:	16 horas
Equipe:	Ana Maria Fonseca Zampieri, Andreia Castagna, Denise Bras, Dulce Conte, Elizeth Fernandes Vieira, Evelin Cristiane Guerra Fernandes, Fernanda Machado, Ingrid Susan Souza da Silva, Izabel Sanches Abrahão, José Lucas Freire Lopes, Lena Almeida, Lúcia Ferrara, Lúcia A. P. S. Rosa, Luciana de Oliveira Ferreira, Luiz Fernando Moreira, Marcelle Vianna de Morais, Maria Cecilia Veluk Baptista, Maria Eveline Cascardo Ramos, Marisa Barradas de Crasto, Neide Eisele, Renata Coelho, Paulo Zampieri, Rebecca Ribeiro Mucci, Priscila Paz Esteves Ferreira Fonseca, Sylvia Marzano, Soraya Giesi Hack, Vânia Cristina da Silva, Vanuslândia Maia.
Atendidas:	150 diretores de ensino, vice diretores e supervisores.

PAHP INSTITUTO BAOBÁ — 2023

Local	**Instituto Baobá (SP) 2023**
Catástrofe:	workshop para os bolsistas indicados para a prova de Capacitação Internacional.
Data:	junho de 2023
Carga horária:	4 horas
Equipe:	Ana Maria Fonseca Zampieri, Dulce Conte, Fernanda Machado, Marisa Barradas de Crasto.
Atendidas:	17 alunos bolsistas.

PAHP ABRATEF — 2023

Local	**Associação Brasileira de Terapia Familiar - ABRATEF (SP) 2023**
Catástrofe:	*workshop* para terapeutas de famílias da ABRATEF
Data:	julho de 2023
Carga horária:	8 horas
Equipe:	Ana Maria Fonseca Zampieri, Dulce Conte, Evelin Guerra, Izabel Abrahao, Lilian Tostes, Lucia Ferrara, Lucia Rosa, Maria Cecilia Veluk Baptista, Maria Eveline Cascardo Ramos, Marisa Barrdas de Crasto, Neide Eisele, Regina Manzano, Silvia Marzano, Solange Dair Santana Affonso, Sonia Sanchetto, Vania Cristina da Silva.
Atendidas:	71 terapeutas de famílias.

PAHP INSTITUTO BAOBÁ 2 — 2023

Local	**Instituto Baobá (SP) 2023**
Catástrofe:	*workshop* para os bolsistas indicados para a prova de Capacitação Internacional
Data:	julho de 2023
Carga horária:	4 horas
Equipe:	Ana Maria Fonseca Zampieri, Dulce Conte, Fernanda Machado, Marisa Barradas de Crasto.
Atendidas:	14 alunos bolsistas.

LIVRO APIP — 2023

Evento:	**Elaboração do livro: Coragem, resiliência e esperança - Assistência Psicológica Humanitária Integrativa na Pandemia do Coronavirus. Editora APPRIS.**
Data:	No prelo
Equipe:	Ana Maria Fonseca Zampieri (org.), Amaury Mielle, Ana Lúcia Cavalcanti, Antonio Gomes da Rosa, Aparecida Pacetta, Bernardo Useche, Célia Maria Ferreira da Silva Teixeira, Christian Krambeck, Claudete Milaré, Cristina Delage Resende, Dulce Regina Barbosa Loureiro Conte, Dulce Regina Quintilhan Fiedler, Fabricio Lemos Guimarães, Fernanda Machado Torres de Menezes, Gilvane Bispo, Izabel Emilia Sanchez Abrahão, José Paulo da Fonseca, Leandro Dugaich, Leon Cohen Bello, Lilian Rodrigues Tostes Lilian Torres, Lucilla da Silveira Leite Pimentel, Luiz Fernando Moreira, Lúcia Ferrara, Marcelo Amaral, Maria Cecilia Veluk Dias Baptista, Maria Eveline Cascardo Ramos, Mariano Pedroza, Marisa Barradas de Crasto, Neide de Jesus Garneiro Eisele, Paulo Zampieri, Reinaldo Franco, Regina Aparecida Magnossão Manzano, Rita Saraiva, Sueli Carpinelli, Solange Dair Affonso.

Como podemos observar nessa linha do tempo, em 2009, a equipe do Programa de Ajuda Humanitária Psicológica foi para as cidades de Blumenau, Gaspar, Ilhota e Jaraguá do Sul, em Santa Catarina, dar assistência para as famílias atingidas por inundações causadas pelas chuvas, em novembro de 2008. Capacitou 39 profissionais de saúde mental e atendeu 222 pessoas. Em maio do mesmo ano, o Programa de Ajuda Humanitária Psicológica esteve com 39 profissionais em Trizidela do Vale, Pedreiras, Rosário, e São Luís no estado do Maranhão após as inundações que ocorreram em abril. Atenderam 395 pessoas e capacitaram 40 psicólogos junto a UFMA. Em dezembro de 2009, 49 profissionais do PAHP estiveram em Santa Catarina e atenderam 180 pessoas em Guaraciaba, após o tornado.

O PAHP foi encaminhado, em 2010, para o Morro do Bumba no Rio de Janeiro, após as inundações e deslizamentos de terra decorrentes de fortes chuvas em abril. A equipe consistia em 52 profissionais de saúde mental e atenderam 200 pessoas. No ano de 2011, o PAHP esteve em Mogi das Cruzes-SP para a Capacitação pela Cultura da Paz e da Não Violência. Atendeu 40 pessoas. Em fevereiro de 2011, ainda no Rio de Janeiro, as equipes do PAHP, com 60 profissionais foram para Nova Friburgo, onde as pessoas foram atingidas por inundações e deslizamentos de terra causados pelas chuvas. Atenderam 242 pessoas e capacitaram 29 profissionais de saúde mental local. Em maio de 2011, o PAHP atendeu 20 pessoas no Bairro do Realengo-RJ, após assassinatos na Escola Municipal Tasso de Silveira. Em julho de 2011, o PAHP foi para a região do para Lago Paranoá, no Distrito Federal, quando a embarcação *Imagination* afundou e assistiu 8 pessoas. Ainda em julho de 2011, o PAHP foi encaminhado novamente para o Rio de Janeiro, onde atendeu 120 pessoas na cidade de Barra Mansa, após uma chuva de granizo.

O Programa de Ajuda Humanitária Psicológica, em 2012, atendeu 50 pessoas atingidas por uma inundação em Santa Catarina, na cidade Rio do Sul. Além disso, participaram do curso de Intervenção Psicológica em Catástrofes, em abril, na Pontifícia Universidade Católica de Goiânia, para 120 psicólogos. Em 2013 e 2014, o PAHP foi para Santa Maria no Rio Grande do Sul, após a tragédia da Boate Kiss, dando apoio e assistência psicológica para 208 pessoas. No mesmo ano, as equipes do PAHP encaminharam-se para o Rio de Janeiro, assistiu 19 pessoas danificadas pelo tiroteio em frente ao Fórum de Bangu.

Em 2013 e 2014, uma equipe de 8 psicoterapeutas de famílias esteve com a F&Z ADES LTDA e o PAHP no Instituto Udaya, em São Paulo, dando assistência psicológica durante 11 meses para 30 pessoas de 6 famílias danificadas por deslizamentos de terras e desabrigadas. Ainda em 2014, o PAHP atendeu 40 pessoas na cidade Santa de Parnaíba-SP, por enchentes e deslizamento de terra.

No ano de 2015, após um tornado em Xanxerê, em Santa Catarina, o PAHP atendeu 136 pessoas danificadas e capacitou 73 profissionais de saúde mental do estado. No mesmo ano, capacitou 320 profissionais de saúde mental da saúde pública no I Simpósio Internacional de Intervenção Psicológica em Crises e Catástrofes — "A imunização psíquica para o enfrentamento de crises e catástrofes da humanidade", em parceria com a Unifesp.

Em janeiro de 2016, o PAHP assistiu 30 pessoas no estado de Goiânia, após inundações ocasionadas por fortes chuvas, na Vila São José. No mês de março, o PAHP capacitou 108 profissionais de saúde mental na Universidade de Brasília (UNB). Realizou o II Simpósio da ABRAPAHP – Crises Familiares: Orientação Sexual e Identidade de Gênero, 350 profissionais de saúde mental, em abril. Em junho de 2016, o PAHP fez assistência psicológica para 80 pessoas danificadas, pela crise institucional em um hospital psiquiátrico na cidade de Anápolis-GO. Em julho, o PAHP atuou em Brasília, quando um jovem se suicidou o que afetou os moradores de um condomínio no Lago Sul, assistindo 16 jovens.

No ano de 2017, o PAHP capacitou 170 profissionais de saúde mental de Manaus, após enchentes terem desabrigado inúmeras famílias ribeirinhas. Em março de 2019, com o rompimento da barragem de Brumadinho, as equipes do PAHP atenderam 100 profissionais da prefeitura e do SUS do local. Também em março desse ano, o PAHP esteve em Suzano em São Paulo, onde atenderam 90 pessoas danificadas pelo massacre na Escola Estadual Raul Brasil.

Em março de 2020, PAHP esteve na Associação Saúde da Família (ASF), em Brasilândia-SP. Deram assistência para 41 profissionais de saúde, após o incêndio em AMA/UBS Elisa Maria. No mesmo mês, capacitou com a F&Z ADES LTDA e o Rotary São Paulo Butantã, psicólogos rotarianos de Sorocaba, Rio de Janeiro, Marília e São Paulo, capacitaram e assistiram 10 profissionais de saúde mental sobre a pandemia do Covid-19. Em maio desse ano, o PAHP realizou assistência psicológica virtual com 10 professores, diretores e coordenadores de escolas públicas do projeto do Instituto Sidarta e do Cacau Show. Em junho, o PAHP desenvolveu, com o projeto Escuta com Afeto de Fortaleza e Recife – Mulheres do Brasil em Pernambuco, a capacitação com 50 profissionais de saúde mental e educação pública, sobre como atender pessoas *online* na pandemia Covid-19. Em setembro e outubro, o PAHP com a Secretária de Educação de São Paulo (Seduc) e Parceiros da Educação em São Paulo, trabalhou com 199 professores de escolas públicas, sobre o Equilíbrio Emocional em Tempos de Pandemia do Covid-19. E realizou, *online,* os Encontros Colaborativos dos profissionais do PAHP na Pandemia, com 80 profissionais de saúde mental de todo Brasil, membros do PAHP.

Em 2021, o PAHP, na Associação de Saúde da Família (ASF), em São Paulo, capacitaram e atenderam 50 psicólogos e profissionais de saúde mental da ASF. No mesmo ano, fizeram um projeto, para dar curso de aprimoramento de 81 horas, com a FURB para 59 profissionais de saúde mental da saúde pública do Brasil. Outro projeto feito no mesmo ano foi o Sociodrama Construtivista da Morte e do Luto na Pandemia de Covid-19 para grupo de psicólogos enlutados no Atefam. Em janeiro, o PAHP, no Lar das Crianças da Comunidade Israelita de São Paulo, assistiu 26 diretores, supervisores, coordenadores e professores do Lar das Crianças, com o tema da pandemia do Covid-19.

Em março de 2021, o PAHP atendeu em Presidente Getúlio Vargas, em Santa Catarina, e Ibirama, no Rio Grande do Sul, após enxurradas e deslizamentos de terra com 20 médicos, enfermeiros e psicólogos que atuaram na linha de frente na pandemia. De fevereiro a março, foi feito o encontro PAHP/Atefam, com 14 terapeutas de famílias. Entre janeiro e março, organizaram a Ação da UEA: nós da linha de frente, aos médicos, enfermeiros e psicólogos que atuam na linha de frente na pandemia, na Universidade do Estado do Amazonas em Manaus, onde assistiram 70 pessoas. Em maio, houve outra assistência psicológica em pandemia com 120 professores de Psicologia da PUC-GO.

Com o grupo Humanidades, no Rio de Janeiro, foram assistidos e capacitados 24 profissionais de saúde mental. Durante 2021, o PAHP desenvolveu o Assistência Psicológica Integrativa em Catástrofes e Pandemia (APICP) com a Fundação Universitária Regional de Blumenau (FURB) para 52 profissionais de saúde mental da saúde pública do Brasil. No mês de julho, o PAHP assistiu moradores de Condomínio Campo Belo, em São Paulo, afetado por um incêndio, atendendo 14 pessoas. Em 2021, o PAHP, em parceria com a Parceiros de Educação de SP em Roseira-SP, assistiram 120 professores, diretores e coordenadores de escolas públicas afetados pela pandemia do Covid-19.

No ano de 2022, de janeiro a março, a cidade Petrópolis, no Rio de Janeiro, foi afetada por deslizamentos de terras e enchentes. O Programa de Ajuda Humanitária Psicológica, junto com a Secretária de Educação local, assistiu 100 profissionais e educadores de escolas públicas. No mês de março, o PAHP assistiu na Escola Municipal de Ensino Fundamental e Médio Vereador Antonio Sampaio VAS, em São Paulo, 17 pessoas afetadas pela pandemia do Covid-19.

Durante os meses de junho e julho de 2022, o PAHP esteve no Instituto Nacional de Pesquisas da Amazônia (Inpa), em Manaus, assistindo 8 profissionais. De maio a novembro, foram feitos encontros do projeto APICP/FURB para os 51 psicólogos e profissionais de saúde mental da saúde pública do Brasil. Em julho, em parceria com a Casa da Cidadania em Petrópolis-RJ e o Rotary Club de Petrópolis, atenderam 42 costureiras afetadas pelas catástrofes. De setembro a outubro deste ano, o PAHP assistiu 11 psicólogos da Clínica Psicológica da Associação Saúde da Família. Em setembro, o PAHP, com a Centro de Referência e apoio as vítimas de violência (Cravi) de Suzano-SP, assistiu 17 profissionais de saúde mental.

Em outubro de 2022, em Ibiraiaras o PAHP desenvolveu uma oficina terapêutica de saúde mental para 9 mulheres idosas. O PAHP assistiu, em outubro de 2021, 30 funcionários da Fundação Municipal do Idoso Casa Dona Neném Lucindo, em Goiás.

Realizamos, em janeiro de 2023, uma pesquisa junto aos profissionais que trabalham no PAHP, desde 2009. A seguir, a síntese dos resultados.

1. **Como conheceu o PAHP?**

- Internet
- Serviço Público e Saúde
- Club Rotary do Brasil
- Durante um PAHP em uma catástrofe
- Mundo acadêmico
- Congressos

Respostas:

Gráfico 1 – Conhecimento do PAHP/APIP/FURB 2022 – Relatório não publicado

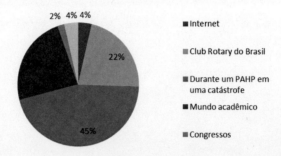

Fonte: Relatório PAHP/APIP /FURB 2022 não publicado

2. Em que ano conheceu o PAHP?

Gráfico 2 – Conhecimento do PAHP/APIP/FURB 2022 – Relatório não publicado

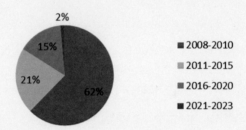

Fonte: Relatório PAHP/APIP /FURB 2022 não publicado

3. Fez capacitação do PAHP?

Gráfico 3 – Conhecimento do PAHP/APIP/FURB 2022 – Relatório não publicado

Fonte: Relatório PAHP/APIP /FURB 2022 não publicado

4. **Onde fez capacitação?**

Gráfico 4 – Conhecimento do PAHP/APIP/FURB 2022 – Relatório não publicado

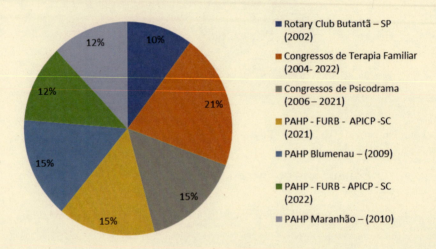

Fonte: Relatório PAHP/APIP /FURB 2022 não publicado

5. **A capacitação do PAHP proporcionou-me profissionalmente:**

   1. Mais preparo para trabalhar com pessoas afetadas por catástrofes e pandemias.

   2. Segurança profissional para trabalhar com catástrofes e pandemia.

   3. Sistematização técnica de intervenções psicológicas na comunidade afetada.

   4. Teorias novas para o trabalho com catástrofes e pandemia.

   5. Técnicas novas para o trabalho com catástrofes e pandemia.

   6. Não trouxe novidades para meu trabalho.

   7. Não me auxiliou a trabalhar com pessoas afetadas.

Gráfico 5 – Conhecimento do PAHP/APIP/FURB 2022 – Relatório não publicado

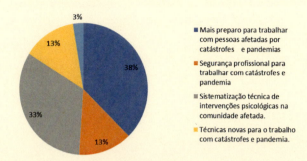

Fonte: Relatório PAHP/APIP /FURB 2022 não publicado

6. **A capacitação PAHP me proporcionou**:
   1. Estratégias de autocuidados e equilíbrio emocional para mim.
   2. Menor sensação de impotência para trabalhar com pessoas e grupos afetados.
   3. Esperanças para minha própria saúde emocional.
   4. Com maior capacidade para ter ação profissional empática com menores desgastes emocionais meus.
   5. Esperanças para trabalhar efetivos com pessoas afetadas por catástrofes e pandemias.

Gráfico 6 – Conhecimento do PAHP/APIP/FURB 2022 – Relatório não publicado

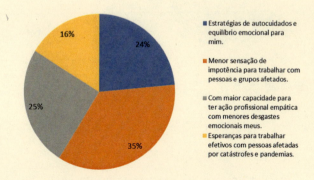

Fonte: Relatório PAHP/APIP /FURB 2022 não publicado

7. **As emoções mais frequentes em mim nos trabalhos em campo do PAHP são:**

    1. Impotência
    2. Tristeza
    3. Raiva
    4. Medo
    5. Desespero
    6. Alívio
    7. Força
    8. Crescimento profissional
    9. Coragem
    10. Esperança

Gráfico 7 – Conhecimento do PAHP/APIP/FURB 2022 – Relatório não publicado

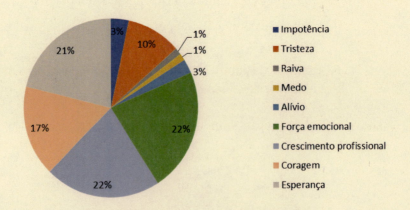

Fonte: Relatório PAHP/APIP /FURB 2022 não publicado

8. **A capacitação do PAHP, por ser transdisciplinar, para mim:**

    1. Traz qualidade e excelência.
    2. Amplia minhas visões sobre a complexidade do trabalho.
    3. Não me acrescentou aspectos essenciais do trabalho do PAHP.

Gráfico 8 – Conhecimento do PAHP/APIP/FURB 2022 – Relatório não publicado

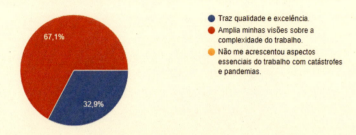

Fonte: Relatório PAHP/APIP /FURB 2022 não publicado

9. **A capacitação do PAHP:**

    1. Tem ótima carga horária.

    2. Precisa acrescentar carga horária.

    3. Tem ótimo conteúdo programático.

    4. Precisa melhorar o seu conteúdo programático.

Gráfico 9 – Conhecimento do PAHP/APIP/FURB 2022 – Relatório não publicado

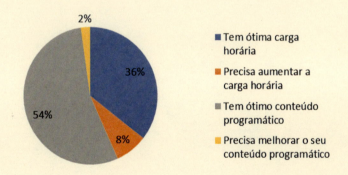

Fonte: Relatório PAHP/APIP /FURB 2022 não publicado

10. **O corpo docente da capacitação do PAHP:**

    1. É excelente.

    2. Razoável.

    3. Ruim.

Gráfico 10 – Conhecimento do PAHP/APIP/FURB 2022 – Relatório não publicado

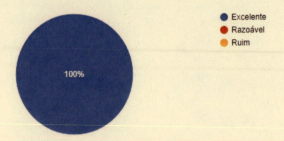

Fonte: Relatório PAHP/APIP /FURB 2022 não publicado

11. **Os treinamentos e supervisões da capacitação do PAHP são:**
    1. Adequados e produtivos.
    2. Regulares.
    3. Insuficientes.
    4. Ruins.

Gráfico 11 – Conhecimento do PAHP/APIP/FURB 2022 – Relatório não publicado

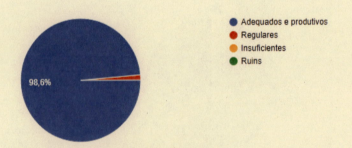

Fonte: Relatório PAHP/APIP /FURB 2022 não publicado

228

12. **Observações:**

Gráfico 12 – Conhecimento do PAHP/APIP/FURB 2022 – Relatório não publicado

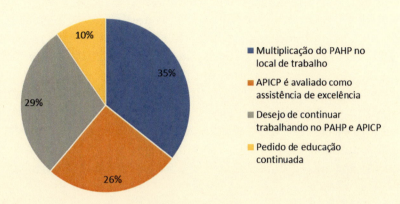

Fonte: Relatório PAHP/APIP /FURB 2022 não publicado

A pesquisa de avaliação do Programa de Ajuda Humanitária Psicológica foi composta por 42 mulheres e 14 homens, suas idades variam, conforme o gráfico a seguir:

Gráfico 13 – Conhecimento do PAHP/APIP/FURB 2022 – Relatório não publicado

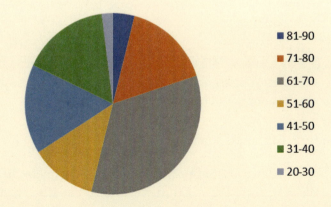

Fonte: Relatório PAHP/APIP /FURB 2022 não publicado

A profissão mais presente do grupo é da Psicologia Clínica, compondo 46,75% do total, as outras são: psiquiatras, auxiliares administrativos, estagiários de estratégia e planejamento publicitário, administradores, psicoterapeutas, executivos e enfermeiros. Durante a pesquisa, foi possível observar que a maioria dos participantes conheceu o PAHP enquanto atuava em uma catástrofe, entre os anos de 2008 a 2010, principalmente nos Rotary Clubs do Brasil e durante as atuações do PAHP nas cidades de Blumenau-SC, em 2009, e no Maranhão-MA, em 2010. Dos participantes, 88,2% fizeram capacitação com o PAHP e, quando perguntado o que a capacitação os proporcionou profissionalmente, 37,9% selecionaram "Mais preparo para trabalhar com pessoas afetadas por catástrofes e pandemias" e 33,3% escolheram "Sistematização técnica de intervenções psicológicas na comunidade afetada". Já no âmbito pessoal, 35,3% do grupo selecionou que a capacitação diminuiu a sensação de impotência ao trabalhar com pessoas afetadas.

Segundo a pesquisa, as emoções mais frequentes durante o Programa de Ajuda Humanitária Psicológica são: força emocional (74,6%), crescimento profissional (71,8%), esperança (70,4%) e coragem (54,9%). A maior parte do grupo (67,1%) respondeu que a capacitação do PAHP, por ser transdisciplinar, ampliou suas visões sobre a complexidade do trabalho em campo. Sobre a qualidade dos treinamentos, capacitações e corpo docente, 100% dos participantes informaram que são excelentes 46,5% com ótima carga horária e 69% selecionaram ótimo conteúdo programático. Nas observações descritas anteriormente, 37% dos profissionais capacitados informaram que desejam a multiplicação do PAHP no local de trabalho e 28,12% gostariam de continuar no Programa.

Dessa forma, podemos afirmar que os cursos de Assistência Psicológica Integrativa em Catástrofes e Pandemias, cujo corpo docente é cem por cento voluntário, cumpre importante papel na colaboração com a saúde mental pública em nosso país.

Considerações finais

O verdadeiro antídoto para epidemias é a cooperação e não a segregação, disse Harari (2020). Os maiores inimigos do coronavírus são os demônios interiores da humanidade: o ódio, a ganância e a ignorância. Podemos reagir gerando compaixão, generosidade e sabedoria.

No século XIV, a peste negra disseminou-se da Ásia Oriental à Europa Ocidental em um pouco mais de uma década e matou 200 milhões de pessoas. No século XXI, as epidemias como ebola e Aids mataram proporcionalmente menos pessoas, pela eficácia da informação e da ciência.

Na batalha contra o coronavírus faltam líderes à humanidades. Crescer é um trabalho duro para os humanos, porque não sabemos muito bem o que precisamos aprender. Nós, humanos, dominamos o planeta Terra: terras, água e ar e o destino de todos os outros animais depende de nós.

Vários autores deste livro, em suas diversas disciplinas, mostram os entrelaçamentos entre emoções e cognições e sua importância para nosso preparo constante para assistir pessoas afetadas por pandemias e catástrofes. Como identificar estados mentais destrutivos e aprender a cultivar e refinar nossas capacidades para monitorar, dentro de possível, nossas atividades mentais, e, assim, deixar a gestão de estados de ego mais saudáveis e colaborativos com o bem estar individual e coletivo.

A saúde é um direito universal de cidadania, consagrado pela Constituição brasileira que favoreceu o poder geopolítico global. A desigualdade define a época que vivemos, a consciência da corresponsabilidade de nossas ações humanitárias fundamentais na excelência profissional e científica e no compromisso com nosso povo e colegas profissionais faz desta obra um convite ao avanço da coragem e esperança e vivemos a melhor saúde possível, em todas suas instâncias biológicas psicológicas, sociais e espirituais, entre outras, conhecidas ou ainda não. Esta crise pandêmica trouxe-nos, também, oportunidades de inúmeras novas perspectivas sobre ser e viver, também buscando coragem, resiliência e esperança.

SOBRE OS AUTORES

Amaury Mielle

Médico infectologista. Formação e pós-graduação na PUC-Campinas. Ex-professor de Infectologia na PUC e FURB. Infectologista no Hospital Santa Catarina – Blumenau. Diretor técnico do Laboratório Genolab – Blumenau.

Orcid: 0009-0000-7315-5351

Ana Lúcia Cavalcanti

Doutor em Medicina (Obstetrícia e Ginecologia) pela Universidade de São Paulo (2006), mestre em Medicina (Obstetrícia e Ginecologia) pela Universidade de São Paulo (2002), especialista em Ginecologia e Obstetrícia (1992) pela Febrasgo Curso de Especialização em Sexualidade Humana pela Universidade de São Paulo (2007) e pós-graduado em Psicoterapia Psicodramático-Construtivista de casais, família e grupo pela F22/PUC60. PUC (2010). Possui, ainda, formação em Terapia Cognitiva Comportamental (2018) e em Terapia de Esquemas (2020).

Orcid: 0009-0008-2213-6933

Ana Maria Fonseca Zampieri

Psicóloga da USP (1975). Pós-doutora em Psicologia Clínica pela PUC-SP, doutora e mestre em Psicologia Clínica pela PUC-SP (2000). Doutora em Psicologia Clínica pela USAL/AR (2016). Pós-graduada em Medicina Integrativa, em Estudos Avançados em Medicina Integrativa e em Gestão de Equilíbrio Emocional, pelo Einstein (2018, 2019 e 2022). Formação em Práticas Meditativas pelo Palas Athena (2020). Psicotrauma e terapeuta EMDR (2005). Psicodramatista (1998). Sexóloga (1995). Terapeuta de casais e famílias. Capacitação internacional em Biologia Cultural. Diretora de Ciência F&Z ADES LTDA – SP. Rotariana: Rotary Clube São Paulo – Butantã. Coordena o Programa de Ajuda Humanitária Psicológica (PAHP). Membro da Academia Europeia de Alta Gestão em Humanidades e da Rede Latino-americana de Ecobioética. Autora de livros e artigos científicos nacionais e internacionais.

Lattes: 6804691698089271

Instagram: @anamariafzampieri

Orcid: 0000-002-6706-7977

Andréia Castagna

Advogada, Mediadora, Facilitadora em Constelação Familiar, Terapeuta Familiar Sistêmica, e Palestrante; Mediadora aprovada pelo Conselho Nacional de Justiça (CNJ); Mediadora no Tribunal de Justiça de Minas Gerais e na Ordem dos Advogados de Minas Gerais; Membro da Diretoria Executiva da Comissão de Mediação da OAB/MG; Facilitadora em Constelação Familiar no Centro Judiciário de Solução de Conflitos e Cidadania do Tribunal de Justiça de Minas Gerais; Mediadora Sênior no Programa de Indenização Mediada – Fundação Renova (Atingidos da Barragem de Mariana); Membro da Associação de Terapia Familiar de Goiás; Membro da Comissão Organizadora do 14º Congresso Brasileiro de Terapia Familiar; Professora Convidada da Pontifícia Universidade Católica de Minas Gerais (PUC Minas);Voluntária no Programa de Ajuda Humanitária Psicológica (PAHP).

Orcid: 0009-0000-7315-5351

Antônio Gomes da Rosa

Mestre em Saúde Pública pela Ufsc e graduado em Psicologia pela Universidade do Vale do Itajaí (1993). Concursado na Prefeitura Municipal de Blumenau. Áreas de atuação: psicodrama, psicologia, palestras, psicoterapia, saúde mental e ensino superior. Membro do PAHP.

Orcid: 0009-0004-5027-6707

Aparecida Maria Pacetta

Doutor em Medicina, Área de Concentração em Obstetrícia e Ginecologia pela Faculdade de Medicina da Universidade de São Paulo (FMUSP), especialista em Ginecologia e Obstetrícia e graduado em Medicina, Residência Médica pela HCFMUSP. Pós-graduada *latu sensu* em Bases da Medicina Integrativa pelo Instituto Israelita de Ensino e Pesquisa Albert Einstein – SP, em Gestão Emocional nas Organizações: "Cultivating Emotional Balance" (CEB) pelo Instituto Israelita de Ensino e Pesquisa Albert Einstein – SP e em Tecnologias Biofísicas Aplicadas à Saúde pela Faculdade Innovare. Possui certificado pelo Santa Barbara Institute for Consciousness Studies/Instrutora do Cultivating Emotional Balance Teacher Training (CEBTT) e formação em Homeopatia e Biorregulação pela Associação Brasileira de Medicina Integrativa e Biorregulação (ABMIB). Assistente doutor da Clínica Ginecológica do Hospital das Cínicas da Faculdade de Medicina da USP. Colaboradora do Centro de Medicina Integrativa Mente-Corpo da FMUSP. Treinamento em Programas de Meditação da Compaixão na Abordagem Cognitiva (CTBC),

Mindfulness e Biopsicologia I, II (Ciência e prática dos chakras, das glândulas e emoções para o autoconhecimento e a saúde plena), Nível I e II de Ngalso Reiki.

Orcid: 0009-0003-8825-7053

Bernardo Useche

Psicólogo pela Universidade Nacional da Colômbia (1976), com doutorado (1995) e mestrado (1991) em Sexualidade Humana pelo Instituto de Estudos Avançados em Sexualidade Humana de San Francisco – Califórnia e doutorado em Saúde Pública pela Universidade do Texas, em Houston (2010). Certificado pela American Association of Sex Educators, Counselors and Therapists (AASECT). Professor por 25 anos na Universidade de Caldas (1976-2001), em Manizales – Colômbia, onde se aposentou como professor titular de Sexologia no curso de Medicina. Pesquisador associado e sênior na Escola de Saúde Pública da Universidade do Texas por sete anos. Recebeu, na Colômbia, o Prêmio Nacional de Pesquisa Científica em Psicologia 2014 e, no Brasil, a Medalha de Reconhecimento por sua contribuição à Terapia Sexual e Sexologia Clínica na América Latina do Instituto Paulista de Sexualidade no mesmo ano. Autor de mais de 50 publicações em revistas científicas nacionais e estrangeiras. Diretor do Centro de Pesquisa em Saúde e Ciências Psicossociais da Universidade Autônoma de Bucaramanga (2011-2017). Presidente do Colégio Colombiano de Psicólogos, de outubro de 2017 a 27 de outubro de 2020; atualmente, é membro da Associação Colombiana de Saúde Pública e presidente do Centro de Estudos do Trabalho (Cedetrabajo).

Orcid: 0000-0002-6793-3599

Célia Maria Ferreira da Silva Teixeira

Doutora em Psicologia (UnB) e mestre em Educação (UFG). Psicodramatista. Terapeuta Familiar Sistêmica. Certificação Internacional em Práticas Colaborativas e Dialógicas. Curso Intensivo em Terapia Familiar no Chicago Center for Health Family (USA). Docente aposentada da UFG. Fundadora e ex-coordenadora do PATS – Programa de Atendimento a Pacientes com Tentativa de Suicídio do Ambulatório de Psiquiatria FM/HC/UFG. Docente e supervisora da SOGEP. Docente do Interpsi (Bsb). Psicoterapeuta na área de perdas, luto e comportamento suicida em Brasília e Goiânia. Membro associado da Associação Brasileira de Estudos e Prevenção do Suicídio (ABEPS).

Orcid: 0000-0002-6148-8375

Claudete Aparecida Rodrigues Milaré

Psicóloga. Doutora em Ciências pela EPE/UNIFESP e mestre em Psicologia da Saúde pela UMESP. Especialista de Casais e Famílias/F&Z e em Intervenção para Incidentes Críticos. Instrutora Certificada de *Mindfulness* pela Unifesp. Instrutora de *Mindfulness* na Educação – *Certificate Mindful Educator Essentials*/USA. Instrutora de *Mindfulness Based Cognitive Terapy* MBCT/Oxford Mindfulness Center. Supervisora e Terapeuta Certificada de EMDR pelo Ibero América/EMDR Institute. Terapeuta de *Brainspotting*. Psicodramatista e didata supervisora de Psicodrama/FEBRAP. Rotariana do Clube Butantã de São Paulo. Membro do Programa de Ajuda Humanitária Psicológica.

Orcid: 0000-0002-4009-5927

Cristina Delage Resende

Educadora física (UFJF), pós-graduada em Fisiologia do Exercício e Treinamento Resistidona: na saúde, na doença e no envelhecimento (Instituto Biodelta/USP-2007) e em Bases de Saúde Integrativa (Einstein, 2018). Técnica da equipe Master de Natação do Minas Tênis Clube/BH. Atua com treinamento individual e em grupos: pilates, corrida, ginástica funcional e natação. Aplica técnicas de massagem Shiatsu/Shantala.

Orcid: 0009-0006-3964-1173

Dulce Regina Barbosa Loureiro Conte

Psicóloga pela USC/Bauru-SP. Especialista no Método Calatônico de Pethö Sándor. Psicooncologia e pós-graduada em Bases da Saúde Integrativa e Bem-Estar (Einstein). Rotariana: Rotary Clube São Paulo/Butantã. Distinção de Conhecimento (SBPO). Psicóloga da Saúde Hospitalar. Psicotrauma e Terapeuta EMDR. Psicodramatista. Terapeuta de casais, famílias e grupos. Membro do Programa de Ajuda Humanitária Psicológica. Coautoria em livros e artigos.

Lattes: 4218867372025858

Orcid: 0009-0008-8574-8064

Fabrício Lemos Guimarães

Doutor e mestre em Psicologia Clínica e Cultura pela UnB, especialista em Terapia Familiar e de Casais pela PUC-GO/INTERPSI e pós-graduado em nível de Aperfeiçoamento em Impactos da Violência na Saúde pela ENSP/Fiocruz. Psicólogo e Bacharel em Psicologia pela UnB, CRP 01/13.650. Terapeuta Comunitário pelo MISMEC-DF/UFC. Membro do NEGENPSIC/UnB

– Núcleo de Estudos de Gênero e Psicologia Clínica. Membro do Programa de Ajuda Humanitária Psicológica (PAHP). Psicólogo do Serviço de Assessoramento aos Juízos Criminais (Serav) da Subsecretaria Especializada em Violência e Família (SUAF/SEPSI) do Tribunal de Justiça do Distrito Federal e Territórios (TJDFT). Professor da pós-graduação em Psicologia Jurídica do Instituto de Educação Superior de Brasília (IESB) e da pós-graduação em Psicopatologia e Psicodiagnóstico da Universidade Católica de Brasília (UCB).

Orcid: 0009-0001-2548-2646

Fernanda Machado Torres de Menezes

Pós-graduada *lato sensu* em "Psicotrauma e Psicoterapia Sociodramático-Construtivista com EMDR de Casais, Famílias e Grupos" pela F&Z Assessoria e Desenvolvimento em Educação e Saúde Ltda. pela Pontifícia Universidade Católica de Goiás (setembro de 2014) e graduada em Psicologia pela Universidade Presbiteriana Mackenzie (dezembro de 2012). Atua na área de Psicologia Clínica, atendendo crianças, adolescentes e adultos no Centro de Acompanhamento Psicopedagógico "Educar", desde junho de 2013. Participa como psicóloga voluntária do Programa de Ajuda Humanitária Psicológica (PAHP), desde 2011.

Orcid: 0009-0007-3697-077X

Gilvane Bispo dos Santos

Psicóloga clínica, formada em Terapia Sistêmica Casal e Família, Psicodrama, Psicopedagogia, EMDR e *Brainspotting*. Membro do PAHP.

Orcid: 0009-0006-4926-6688

Izabel Emilia Sanchez Abrahão

Psicóloga e psicoterapeuta com pós-graduação em Terapia Sistêmica de Casais e Famílias, Transtornos Alimentares, Psicodrama, Terapia em EMDR e *Brainspotting*. Desenvolve no Instituto de Psiquiatria do Hospital das Clínicas da Fundação Faculdade de Medicina da USP a coordenação da Psicologia da Enfermaria do Comportamento Alimentar (ECAL) e do Grupo Multifamiliar do Ambulatório de Transtornos Alimentares (Ambulim). Coordenadora do grupo de Apoio Psicológico da Unidade de Terapia da Brasilândia e da Psicologia da Casa de Cuidados Lar Transitório. Membro do Programa de Ajuda Humanitária Psicológica, desde 2008.

Orcid: 0009-0006-6611-271X

José Paulo da Fonseca

Mestre em Psicologia Clínica pela PUC-SP, em 2001, especialista em Psico-oncologia pelo Núcleo de Estudos Avançados em Psico-oncologia (NEPPON), em 2002, em Psicoterapia de Casais e Famílias na Associação de Psicodrama e Sociodrama Revolução Creadora – São Paulo, em 1998, especialista em Técnicas de Relaxamento com Dr. Petho Sandor, em 1979 na PUC-SP, bacharel em 1975 e licenciado em 1976 em Psicologia pelo Instituto Metodista de Ensino Superior – São Bernardo do Campo-SP. Participação em dezenas de congressos, cursos de curta duração, jornadas, seminários, palestras etc., em diferentes áreas da Psicologia. Psicoterapeuta de casais, famílias, individual e em grupo, atuando em dois consultórios particulares (São Paulo e Santo André). Atendimento domiciliar especializado em perdas. Professor e supervisor em cursos de especialização e pós-graduação. Consultor Institucional autônomo. Membro do Grupo de Intervenção Psicológica em Emergências (IPE). Membro do Programa de Ajuda Humanitária Psicológica (PAHP).

Orcid: 0009-0007-3510-2014

Leon Cohen Bello

PhD, médico psiquiatra e legista. Doutor em Psicologia. Ex-secretário da Sessão de Intervenção em Desastres da WPA (Associação Mundial de Psiquiatria). Membro da Cátedra Unesco de Bioética. Membro do Fórum de professores em Bioética. Membro do Instituto Internacional de Psicologia Médica Organizacional (Impo).

Orcid: 0009-0001-2548-2646

Lilian C.M Rodrigues Tostes

Pós-graduada em Docência Superior em Psicologia Clínica e especialista em Psicologia Clínica no CRP 5ª Região. Especialização em Psicodrama e Terapia de Casal e Famílias. Membro da PAHP. Facilitadora, terapeuta e supervisora certificada em EMDR pelo EMDR Institute, EMDR Iberoamerica. Terapeuta em *Brainspotting*,

Orcid: 0009-0007-5640-365X

Lucia Ferrara

Psicóloga, psicodramatista, terapeuta de casais e famílias, e terapeuta EMDR. Membro do Programa de Ajuda Humanitária Psicológica (PAHP).

Orcid: 000-0002-3443-2886

Lucilla da Silveira Leite Pimentel

Mestre em Filosofia da Educação e em Comunicação Social na área de cinema. Psicopedagoga, palestrante, professora na formação de educadores. Autora e coautora de livros e revistas dedicados à educação, às ciências humanas e ao cinema. Colaboradora do PAHP e APICP, desde 2009.

Orcid: 0009-0002-8232-2267

Luiz Fernando Moreira

Psicólogo, graduado pelo Centro Universitário Celso Lisboa (1991). Psicoterapeuta clínico na abordagem sistêmica, no atendimento de adolescentes, adultos e casais, consultor de diálogos sociais, terapeuta comunitário, facilitador de grupos de gênero e violência doméstica. Membro do Programa de Ajuda Humanitária Psicológica (PAHP).

Orcid: 0009-004-0984-5891

Marcelo Amaral

Médico da Secretaria de Estado de Saúde do DF e psicoterapeuta, trabalha no serviço público de saúde do Distrito Federal há 20 anos, onde introduziu e difundiu a prática de TRE. Além de facilitador e formador internacional de TRE, tem formação em Terapia Familiar Sistêmica, E.M. D.R, *Brainspotting* e *Core Energetics*.

CRM: 10151-DF.

Orcid: 0009-0004-7785-5258

Maria Cecília Veluk Dias Baptista

Psicóloga, especialista em Psicodrama, em Terapia de Casal e Família e em Psicologia Social. Psicodramatista didata-supervisora: área Clínica e Educacional, Psicoterapeuta de Adultos, Casal e Família. Diretora e coordenadora de Ensino do Delphos Espaço Psicossocial, Rio de Janeiro. Membro do Programa de Ajuda Humanitária Psicológica (PAHP).

Orcid: 0000-0002-4565-0395

Maria Eveline Cascardo Ramos

Psicóloga formada pela Universidade de Brasília. Mestre em Psicologia Clínica pela Universidade de Brasília. Psicodramatista didata e supervisora, terapeuta de famílias e casais, docente nos cursos de especialização em psicodrama e em terapia de famílias e casais no Interpsi (PUC-GO). Professora aposentada da Universidade Católica de Brasília. Idealizadora do Núcleo de Enfretamento à Violência e outras Vulnerabilidades do curso de Psicologia da Universidade Católica de Brasília. Pesquisadora na área de violência contra a mulher, crianças e adolescentes. Atua nas áreas clínica social e jurídica, principalmente nas relações familiares, comunitária, exclusão social e metodologia de intervenção. Fundadora, coordenadora e docente do Instituto de Pesquisa e Intervenção Psicossocial (Interpsi). Idealizadora e coordenadora do Intervenire – Grupo de Intervenção Psicosocioeducacional. Atua nas áreas clínica, social e jurídica. Dedica-se ao atendimento de pessoas envolvidas em violência contra a mulher, crianças e adolescentes, autora de artigos e capítulos de livros nessa área. Participa do grupo Programa de Ajuda Humanitária Psicológica (PAHP). Membro do International Association of Group Psychoterapy (IAGP).

Orcid: 0009-0007-1530-3724

Maria do Carmo Mendes Rosa

(CRP 05/ 15761) Psicóloga com 34 anos de profissão. Psicodramatista. Supervisora. Terapeuta em EMDR, BSP e AIMAbordagem Integrada da Mente. Especialista pelo CRP 05 em Psicologia Clínica e Organizacional. Participante do PAHP – Programa de Ajuda Humanitária Psicológica desde 2011. Curso de Aprimoramento em Assistência Psicológica em Pandemia FURB 2021/2022.

Marisa Barradas de Crastro

Mestre em Psicologia, psicodramatista, especialista em terapia de casal e família, psicologia da saúde, psicoterapeuta em consultório particular com atendimento individual e grupal, adolescentes, adultos, casal e família. Professora e supervisora em cursos de pós-graduação. Formação em terapia EMDR. Palestrante. Membro do grupo de Programa de Ajuda Humanitária Psicológica (PAHP).

Orcid: 0009-0003-9817-2408

Mariano Pedroza

Formador Internacional de TRE, pioneiro na implementação da TRE no Brasil. É certificado em Análise Bioenergética – CBT, Core Energética; Experiência Somática – SEP, Modelo KReST, Trauma Sensitive Mind-

fulness (TSM) e Terapia Comunitária Integrativa (TCI). Sua experiência internacional inclui seminários, consultorias e programas de capacitação na Tailândia, Coréia do Sul, Vietnã, Nova Zelândia, Bélgica, Colômbia, Chile, Moçambique, Nigéria e outros.
Orcid: 0009-0000-9769-8019

Neide de Jesus Gameiro Eisele

Psicóloga Clínica, com especialização em Terapia Familiar e de Casal, Psicodrama, EMDR, *Brainspotting*, Psicologia Antroposófica e Terapia Biográfica. Membro do Programa de Ajuda Humanitária Psicológica (PAHP).
Orcid: 0009-0003-0491-0335

Paulo Zampieri

Graduação em Medicina pela Faculdade de Medicina da USP Ribeirão Preto (1975). Diretor administrativo da Fonseca & Zampieri Assessoria e Desenvolvimento em Educação Limitada – ME. Tem experiência na área de Medicina, com ênfase em Psicodrama, Terapeuta de Casais e Famílias, em Medicina Integrativa e Psicoterapia EMDR. Membro do PAHP.
Orcid: 0009-0008-9227-4346

Regina Aparecida Magnossão Manzano

Pós-graduada em Psicoterapia Sociodramática Construtivista e EMDR em casais, famílias e grupos. Psicóloga clínica em abordagem centrada na pessoa. Membro do Programa de Ajuda Humanitária Psicológica (PAHP).
Orcid: 0009-0001-3967-4104

Rita Saraiva

Psicóloga Clínica pela Universidade Federal Fluminense, formada em Psicodrama, Terapia Familiar Sistêmica Breve, com foco em Terapia de Casal, Individual Sistêmica e Terapia Familiar da Criança e do Adolescente, EMDR, *Brainspotting*, MATES para adultos e crianças, Constelação Sistêmica Transpessoal, Terapia Regressiva, Abordagem Integrada da Mente AIM. Membro do PAHP.
Orcid: 0009-0001-7363-0500

Solange Dair Affonso

Psicóloga. Psicodramatista. Terapeuta de Casais e Indivíduos (F&Z Assessoria e Desenvolvimento em Educação e Saúde). Terapeuta Certificada de EMDR (USA), Terapeuta de Brainspotting (USA) e Terapeuta em Práticas Colaborativas – Interfaci - Hoston Galveston Institute. Membro do PAHP.

Orcid: 0009-0007-1828-6827

Sueli G. Carpinelli

Pedagoga, psicodramatista, especialista em Psicotrauma e Psicoterapia Sociodramático-construtivista com EMDR de Casais, Famílias e Grupos. *Life Coach* com Certificação Internacional. Membro do Programa de Ajuda Humanitária (PAHP), desde 2008. Consultório de Saúde Psicoemocional como Terapeuta de Casais e Famílias e Terapia Sistêmica Breve, com os fundamentos e ferramentas de Constelação Familiar, EMDR e Hipnoterapia.

Orcid: 0009-0009-8070-3665